临床护理一本通

消化内科临床护理

主　审　张　鹏

主　编　丁淑贞　丁全峰

副主编　苏丽萍　张　丽　刘春娥　刘常莉

编　者（按姓氏笔画排序）

丁全峰　丁淑贞　于欣洋　马　慧　关　欣

刘　菊　刘春娥　刘常莉　吕慧彦　张　丽

张　彤　张端凤　李　岩　苏丽萍　陈爱军

姜　艳　凌　峰　崔丽艳　韩　莉　谭　燕

中国协和医科大学出版社

图书在版编目（CIP）数据

消化内科临床护理／丁淑贞，丁全峰主编. —北京：中国协和医科大学出版社，2016.1

（临床护理一本通）

ISBN 978-7-5679-0330-2

Ⅰ.①消…　Ⅱ.①丁…②丁…　Ⅲ.①消化系统疾病-护理　Ⅳ.①R473.5

中国版本图书馆 CIP 数据核字（2015）第 091836 号

临床护理一本通

消化内科临床护理

主　　编：丁淑贞　　丁全峰
责任编辑：吴桂梅

出版发行：**中国协和医科大学出版社**
　　　　　（北京东单三条九号　邮编 100730　电话 65260431）
网　　址：www. pumcp. com
经　　销：新华书店总店北京发行所
印　　刷：北京玺诚印务有限公司

开　　本：710×1000　　1/16 开
印　　张：16
字　　数：240 千字
版　　次：2016 年 7 月第 1 版
印　　次：2017 年 4 月第 2 次印刷
定　　价：38.00 元

ISBN 978-7-5679-0330-2

前　言

护理学是将自然科学与社会科学紧密联系起来为人类健康服务的综合性应用学科。随着医学科学的迅速发展和医学模式的转变，医学理论和诊疗技术不断进行更新，护理学科领域发生了很大的变化。"临床护理一本通"旨在为临床护理人员提供最新的专业理论和专业指导，帮助护理人员熟练掌握基本理论知识和临床护理技能，提高护理质量，是对各专科临床护理实践及技能给予指导的专业参考书。

消化系统疾病是内科最为常见的疾病种类之一，为了促进广大消化内科医务人员在临床工作中更好地认识、了解消化内科的疾病，普及和更新消化内科的临床及护理知识，以满足消化内科专业人员以及广大基层医务工作者的需要，结合临床经验，我们编写了《消化内科临床护理》。

本书基本包括了消化内科专业的常见疾病和多发疾病，具体讲述相关疾病概述、临床表现、辅助检查、治疗原则、护理评估、护理诊断、护理措施及健康教育等内容，语言简洁，内容丰富，侧重实用性和可操作性，力求详尽准确。

本书适合消化内科及相关专业护理人员及医生使用。

由于时间仓促，编者经验水平有限，不足之处在所难免，恳请读者批评指正。

编　者

2015 年 10 月

目　录

第一章　概　述

第一节　消化系统结构与功能特点

消化系统由消化管、消化腺以及腹膜、肠系膜、网膜等脏器组成。消化管包括口腔、咽、食管、胃、小肠和大肠等部分，消化腺包括唾液腺、肝、胰、胃腺、肠腺等。消化系统的主要生理功能是摄取和消化食物、吸收营养和排泄废物。

肝脏是体内物质代谢最重要的器官。胃肠道的运动、分泌功能受神经内分泌调节。此外，消化系统还具有免疫功能。

【胃肠道】

（1）食管

食管是连接咽和胃的通道，长约 25cm，其功能是把食物和唾液等运送到胃内。食管壁由黏膜、黏膜下层和肌层组成，没有浆膜层，故食管的病变易至纵隔。

食管下括约肌有保持管腔关闭，防止胃内容物反流，吞咽时松弛使食物能下咽的功能。其功能失调可引起反流性食管炎或食管贲门失弛缓症。门静脉高压时可引起食管下段静脉曲张，曲张的静脉破裂则可引起大出血。

（2）胃

胃分为贲门、胃底、胃体、幽门等部分，贲门与食管相接，胃窦部下端与十二指肠连接处为幽门，能有节制地使胃内容物进入十二指肠，又能阻止十二指肠内容物反流入胃。

胃壁分为黏膜、黏膜下层、肌层和浆膜 4 层。其中黏膜层由壁细胞、主细胞、黏液细胞 3 种细胞构成。

胃的主要功能是暂时储存食物，通过胃蠕动和分泌胃液对食物进行机械性和化学性消化形成食糜，并将初步消化的食糜缓慢推进至十二指肠。

（3）小肠

小肠全长约6m，由十二指肠、空肠、回肠组成，是消化道中最长的一段。十二指肠分为球部、降部、横部和升部共4段。

小肠是消化、吸收食物的主要场所，小肠内消化是整个消化过程的主要阶段。因其黏膜具有巨大的功能面积，食物在其中停留时间较长（3~8小时），食物中的营养成分经胰液等消化液中各种消化酶的作用被消化。

（4）大肠

大肠全长约1.5m，由盲肠、阑尾、结肠及直肠组成。在回肠末端与盲肠交界处的环行肌显著增厚，称为回盲括约肌，其主要功能是防止回肠内容物过快进入大肠，延长其在小肠内停留的时间，有利于食物的充分消化和吸收。此外，回盲括约肌还能阻止大肠内容物反流入回肠。

大肠的主要功能是吸收水分和电解质，大肠内含有的多种细菌可对食物残渣和植物纤维起到一定的分解作用并能合成维生素B、维生素K等营养物质。大肠最终将食物残渣浓缩成粪便排出体外。

【肝胆】

（1）肝

肝是人体最大的消化腺，是维持生命的重要器官。人体内许多物质的代谢都在肝内进行。肝脏的生理功能与其血液循环特点密切相关。肝由门静脉和肝动脉双重供血，其中75%血供来自门静脉，25%血供来自于肝动脉。

肝脏的功能主要包括物质代谢、解毒保护以及生成胆汁等。

（2）胆

胆管系统具有分泌、贮存、浓缩与输送胆汁的功能，对胆汁排入十二指肠有重要的调节作用。

胆管是输送肝胆汁至胆囊和胆囊内胆汁进入十二指肠的通道，胆管黏膜上皮的杯状细胞和黏液细胞还有分泌胆汁的作用。

胆囊具有浓缩、储存、排出胆汁和分泌的功能。

【胰】

胰腺是人体第二大腺体，属腹膜后器官，分头、颈、体、尾四部。胰管是胰腺的输出管道，在胰头部胰管上方有副胰管，通常与主胰管相连，副胰管一般较细而短，在主胰管的上方单独开口于十二指肠。

胰腺具有外分泌和内分泌功能。胰腺的外分泌产生胰液，主要成分为水、碳酸氢钠和消化酶，胰消化酶主要包括胰淀粉酶、胰蛋白酶、糜蛋白酶、脂肪酶、弹性蛋白酶、磷脂酶等。胰腺主要内分泌激素有胰岛素、胰高血糖素、生长抑素等。

【胃肠的神经内分泌调节】

（1）胃肠的神经调节

胃肠道的运动、消化腺的分泌功能均受自主神经系统-肠神经系统（ENS）的支配。下丘脑是自主神经系统的皮质下中枢，是中枢神经系统与低位神经系统之间的重要中间环节，因此，中枢神经系统直接或间接调节着胃肠功能，使精神因素和消化功能之间紧密联系。消化系统的身心疾病较为常见，且患者常有焦虑、抑郁等表现。

（2）胃肠激素

胃肠道从食管到直肠分布着大量内分泌细胞。胃肠道内分泌细胞与 ENS 的神经细胞分泌的各种具有生物活性的化学物质称为胃肠激素。研究表明，已知的脑-肠肽有促胃液素、生长抑素等 20 余种，这些激素的主要作用是调节消化器官的运动及分泌功能，如胃体及胃窦部的 D 细胞释放生长抑素、胃窦部的 G 细胞分泌促胃液素，在调节胃酸、胃蛋白酶原的分泌及胃的运动中起着重要作用。当促胃液素分泌过多时可导致卓-艾综合征。

【胃肠道结构与功能】

胃肠道的免疫细胞包括肠道集合淋巴结、上皮内淋巴细胞及黏膜固有层淋巴细胞，构成胃肠道相关淋巴样组织（GALT）。胃肠道黏膜表面的生理结构及黏膜内的免疫细胞构成黏膜屏障，为肠道免疫系统的第一道防线，当黏膜表面接触病原微生物及有害物质时，起着抵御病原体侵入肠壁与维持人体正常防御功能的作用。肠系膜淋巴结及肝为肠道免疫系统的第二道防线，对抗经肠壁进入淋巴管与血管的抗原。当发生肠道免疫功能紊乱时可导致肠道炎症，如炎症性肠病。

第二节 消化内科护理常规

【内科一般护理常规】

（1）入院后护士热情接待，根据病情安排床位，危重患者应安置在抢救室或监护室，并及时通知医师。

（2）患者入院时测体重，以后每周测1次并记录。病情重的卧床患者可暂免测体重，记录"卧床"。

（3）危重、特殊检查和治疗的患者需绝对卧床休息，根据病情需要采取卧位，病情轻者可适当活动。

（4）根据不同的级别护理给予相应的生活照顾。

（5）新入院患者每日测体温、脉搏、呼吸4次，正常者3天后改为每日测2次。遇有病情改变，随时增加测体温、脉搏、呼吸的次数。

（6）病室保持清洁、整齐、安静、舒适，保持室内空气新鲜，光线充足，保持室温在18~22℃，湿度50%~70%。

（7）责任护士采集主、客观资料，填写护理病历首页，并对患者进行入院指导。

（8）按病情及等级护理要求，定时巡视病房，严密观察患者生命体征，如呼吸、血压、心率、瞳孔、神志等变化及其他临床表现，注意观察分泌物、排泄物、治疗效果及药物的不良反应等，发现异常，及时通知医师。

（9）遵医嘱安排患者饮食，并做标记。

（10）及时准确地执行医嘱，认真制定护理计划，有针对性地进行健康指导。

（11）入院24小时内留取尿、便及其他的标本并及时送检。

（12）认真执行交接班制度，做到书面交班和床头交接相结合。

（13）按病情及护理问题认真实施护理措施，及时评价护理效果。

（14）根据内科各专科特点备好抢救物品，做好抢救护理。

（15）了解患者心理需求，给予心理支持，做好耐心细致的解释工作，严格执行保护性医疗制度。

（16）指导或协助患者做好个人卫生，按时理发、洗头、沐浴、更衣、剪指（趾）甲等。

（17）患者出院前做好出院指导。

【消化内科一般护理常规】

(1) 一般常规

按内科疾病一般护理常规护理，认真执行消化道隔离措施。

(2) 休息

危重及进行特殊治疗的患者，如上消化道出血、肝硬化晚期、肝性脑病、肝脓肿、急性胰腺炎等，应绝对卧床休息。轻症及重症恢复期患者可适当活动。

(3) 饮食护理

饮食规律，避免暴饮、暴食，避免进食粗糙、刺激性食品，如胡椒、芥末、辣椒、油炸食品等。胃酸过多者，禁用浓缩肉汤及酸性食品，宜食用牛奶、豆浆、面包、带碱味的馒头等，以中和胃酸；胃酸过少者，可给浓肉汤及酸性的水果、果汁，以刺激胃酸分泌。

(4) 检查与治疗

当患者需要进行腹腔穿刺术、肝脾穿刺活检、纤维内镜、内镜下逆行胰胆管造影、经皮肝穿刺介入疗法等检查时，护士应按各种检查治疗常规做好术前准备、术中配合、术后护理。耐心向患者做好解释，消除思想顾虑，取得患者的信任与合作，同时严格执行消毒隔离制度。

(5) 病情观察

1）及时了解有无呕吐、便血、腹痛、腹泻、便秘等，观察患者血压、体温、脉搏、呼吸、神志，并详细记录呕吐物或排泄物的次数、量、性质，发现异常，及时通知医师。

2）腹痛性质：患者腹痛时，注意观察疼痛的部位、性质、程度，是否放射，了解腹痛的诱因、发作时间、持续性或阵发性。

3）腹腔积液患者：轻者应限制活动，重者绝对卧床休息，高度腹胀者取半卧位休息；长期卧床者应预防发生压疮，经常更换体位，按摩受压部位，保持床单位整洁舒适；观察尿量及体重的变化，每日测量腹围，准确记录出入量；加强基础护理，如口腔、皮肤护理；注意避风寒、防受寒、减少感染的发生。限水限盐，原则上每天食钠应限制在 $250 \sim 500 mg$，或氯化钠 $0.6 \sim 1.2 g$，水限制在每日 $1000 \sim 1500 ml$。

(6) 胃管的护理

1）妥善固定胃管，每日记录鼻胃管刻度，避免脱出、打折，保持胃管的通畅。及时清理口、鼻腔分泌物。

2）密切观察胃液的颜色、性质、量，并做好记录。胃液颜色一般为墨绿色（混有胆汁），如颜色为鲜红色，提示胃内有出血；颜色为咖啡色，提示胃内有陈旧性血液。

3）保持口腔清洁，鼓励患者刷牙漱口，养成良好的卫生习惯。生活不能自理或昏迷的患者给予口腔护理。

4）鼻饲的护理：鼻饲前应先确定胃管在胃内，鼻饲量每次不超过200ml。鼻饲温度要适宜，以38~40℃为宜，过热易烫伤胃壁黏膜，过凉易引起消化不良、腹泻。持续鼻饲时应均匀灌入。

5）持续胃肠减压时应保持负压吸引。拔管时，应停止负压吸引后再拔出胃管，以防损伤消化道黏膜。

(7) 慎用药物	(8) 留取标本要正规
镇痛药、镇吐药、止泻药及抗胆碱能药物是常用的对症治疗药物，在诊断未明时为避免掩盖病情延误诊断，需遵医嘱慎用镇痛药。	留取标本要按常规操作，留取患者呕吐物、排泄物等标本的容器应清洁、干燥；留取腹腔积液、胆汁等标本的容器应保持无菌，标本均应取样新鲜，送检及时。
(9) 病室环境及用具消毒	(10) 做好健康宣教
病室应定时通风，保持空气新鲜。每日以0.1%过氧乙酸擦拭门窗、桌、椅、床、床头柜及厕所便器。限制陪床及探视人员。	向患者及家属普及与疾病相关的医疗、护理知识，指导慢性消化系统疾病患者掌握发病的规律性，坚持服药，防止复发和出现并发症。指导患者生活规律，劳逸结合，选择适合自己的运动锻炼方式，避免情绪紧张，做到劳逸结合、合理安排作息生活。

【消化内科急诊患者入院护理常规】

（1）立即安排床位，护送患者至床单元，必要时放置床挡。

（2）立即通知值班医师。

（3）监测生命体征、意识、皮肤黏膜、疼痛及排泄物等情况，发现异常及时汇报。

（4）更衣，做好体格检查准备。危重患者的贵重物品交由家属妥善保管。

（5）做好危重患者急救准备，建立静脉通路，吸氧，备好急救药品、器材。

（6）实施心理指导。对神志清楚者给予安慰解释，缓解恐惧、紧张情绪。

（7）安置患者后，引导家属了解病区环境，做入院介绍。

（8）向患者或家属交代注意事项，如禁食、特殊治疗或手术等。

（9）联系辅助科室做床边检查。

（10）入院评估，当班完成患者入院护理评估单的书写。

（11）根据收集的资料，确定护理问题，制定护理计划，实施护理措施并及时评价效果。

（12）建立患者信息标记，包括床头卡、等级护理牌、饮食牌、药物过敏牌、防跌倒标识、腕带标识等。

（13）疑有传染者，应按隔离原则处理，在病情许可下，进行必要的卫生处置。

【消化内科一般患者入院护理常规】

（1）根据病情需要准备病房床单元。

（2）迎接新患者。观察和了解患者的病情及心理状态。介绍病区环境、有关规章制度（如查房、探视、作息制度、物品放置、贵重物品的保管等），介绍主管医师和责任护士，尽量协助患者满足心理和生理上的需要。

（3）对患者进行入院评估，日常生活能力评估，压疮、跌倒、坠床风险评估。填写入院病历、入院登记以及各种护理文件。

（4）完成各项检查，如生命体征、体重、既往病史、健康状况、药物过敏史等。

（5）通知医师查看患者，及时处理医嘱。进行首次饮食宣教。

（6）收集检查资料。

（7）根据患者情况制订护理计划。

（8）建立患者信息标记，包括床头卡、等级护理牌、饮食牌、药物过敏牌、防跌倒标识、腕带标识等。

【消化内科一般患者出院护理常规】

（1）管床医师开出院医嘱，护士及时通知中心药房及结账科。

（2）根据病情进行出院指导（饮食、起居、活动、功能锻炼、用药情况、复诊时间等）。

（3）交代患者或家属正确办理出院手续的方法。

（4）告知家属准备必要的衣物、交通工具等。

（5）诚恳征求患者意见，发放病区联系卡，出院 15 天后进行电话随访。

（6）进行疾病知识宣传教育。使其了解自己的病情转归、治疗过程、疗程时间，认识到出院后的治疗、护理依然很重要，丝毫不能松懈大意。

（7）明确治疗计划，向患者及家属交代具体病状，明确出院后的治疗护理内容及重点，确定来院复查时间。

（8）制订家庭护理计划，包括合理的饮食，适当的休息，药物的用法、作用以及可能发生的不良反应和停药指征等。

（9）患者结账后，凭出院卡将门诊病历、出院小结交给患者保管。

（10）办理出院手续当日，责任护士撤除各项治疗卡。

（11）协助患者整理物品，清点医院用物，行动不便者，安排轮椅或推车送患者至电梯口，并事先通知电梯。热情护送患者出院。

（12）按消毒隔离规范进行床单元终末处理和消毒。

【消化内科分级护理】

患者在住院期间，医护人员应根据患者病情、身体状况和生活自理能力，由医师以医嘱的形式下达护理等级，并根据患者病情变化进行动态调整，即分级护理。分级护理包括特级护理、一级护理、二级护理和三级护理。

1. 特级护理

（1）特级护理患者

具备以下情况之一的患者，可以确定为特级护理：

1）重症胰腺炎合并多脏器功能障碍患者。

2）肝癌、胃癌、食管癌等多脏器广泛转移随时有生命危险，需要进行抢救的患者。

3）消化道出血合并失血性休克需密切监测生命体征的患者。

4）肝性脑病昏迷期的患者。

5）三腔两囊管压迫止血患者。

6）肝性脑病烦躁期存在坠床等高风险患者。

7）其他有生命危险，需要严密监护生命体征的患者。

（2）特级护理要点

1）设专人 24 小时护理，持续心电监护，氧气吸入，严密观察病情，随时监测生命体征，如体温、脉搏、呼吸、心率、心律、血压、血糖、意识、瞳孔、尿量、腹围等，及时、准确做好记录。

2）准确及时地对患者进行入院、住院、压疮、跌倒、坠床、导管等风险评估，根据评估及时修订护理计划，并采取护理措施，保证患者安全，避免出现护理并发症。

3）根据医嘱，正确实施治疗、给药措施。

4）准确测量记录出入量，必要时观察每小时尿量。

5）根据患者病情，正确实施专科护理，如三腔两囊管的护理、专业疾病的护理等。

6）根据患者病情，每日早、晚各 1 次进行床单位整理、面部清洁和梳头、口腔护理。每天 1 次进行会阴护理和足部清洁。

7）对非禁食患者协助进食、水。

8）及时给予患者床上使用便器，做好尿、便失禁患者的护理，对于留置尿管的患者每日 2 次进行会阴清洁和尿管的消毒。

9）每 2~3 日给予床上温水擦浴 1 次，每周给予床上洗头 1 次。

10）保持患者的舒适和功能体位：每 2 小时 1 次协助患者翻身及有效咳嗽，必要时协助床上移动，做好压疮预防及护理。

11）根据情况，正确使用床挡和约束带，做好坠床的预防和管理。

12）需要时协助更衣，做好指（趾）甲护理。

13）实施床旁交接班。

2. 一级护理

（1）一级护理患者

具备以下情况之一的患者，可以确定为一级护理：

1）重症胰腺炎急性期的患者。

2）逆行胰导管造影（ERCP），食管静脉曲张套扎，胃、肠息肉切除，食管支架置入术后的患者。

3）消化性溃疡合并出血需要绝对卧床的患者。

4）急腹症未确诊患者。

5）由重症监护室转入消化内科病情趋向稳定的重症患者。

6）痴呆、精神症状、意识障碍及完全没有自理生活能力的患者。

7）克罗恩病急性期患者。

8）一般已诊断明确消化道出血但需密切监测生命体征的患者。

9）肝硬化合并食管–胃底静脉曲张存在潜在出血危险的患者。

10）肝性脑病病情随时加重患者。

（2）一级护理要点

1）入院后立即进行生命体征、病情、危险因素评估，及时采取相应护理措施。

2）每小时巡视患者，及时评估病情变化，根据患者病情，测量生命体征。

3）根据医嘱，正确实施治疗、给药措施。

4）根据患者病情，正确实施专科护理，如对重症胰腺炎、消化性溃疡伴出血 ERCP 等术后的患者给予管道护理、皮肤护理、口腔护理、引流量的观察及记录等；保证肝性脑病的患者安全护理措施到位。

5）对于生活不能自理患者的基础护理服务内容：早晚各 1 次进行床单位整理、面部清洁和梳头、口腔护理；每天 1 次进行会阴护理和足部清洁；对有可能再出血的消化道患者协助头偏向一侧，防止误吸，及时清理分泌物等；及时给予患者床上使用便器，做好尿、便失禁患者的护理，对于留置尿管的患者每日早晚 2 次进行会阴清洁和尿管的消毒，如床单元有污染及时更换；每 2~3 日给予床上温水擦浴 1 次，每周给予床上洗头 1 次；保持患者的舒适和功能体位：每 2 小时 1 次协助患者翻身及有效咳嗽，必要时协助床上移动，受压部位每日至少 2 次涂抹赛肤润，长期受压部位给予安普贴保护，做好压疮预防及护理；需要时协助更衣，做好指（趾）甲护理。

6）对于生活能部分自理患者的基础护理服务内容：每日晨间 1 次进行床单位整理、协助面部清洁和梳头，每晚进行会阴护理和足部清洁；及时协助患者床上使用便器，做好尿、便失禁患者的护理，对于留置尿管的患者每日 2 次进行会阴清洁和尿管的消毒；每 2~3 日 1 次协助患者床上温水擦浴；需要时协助洗头、更衣，做好指（趾）甲护理；保持患者的舒适和功能体位；每 2 小时 1 次协助患者翻身及有效咳嗽，必要时协助床上移动，做好压疮预防及护理；对非禁食患者协助进食、饮水。

7）提供患者康复、营养支持、服药、安全、预防疾病等与护理相关的健康指导。

3. 二级护理

（1）二级护理患者

具备以下情况之一的患者，可以确定为二级护理：

1）消化道出血、重症胰腺炎等恢复期的患者。

2）病情稳定需卧床休息的患者，如胃炎、胃溃疡、结肠炎、腹泻、自身免疫性疾病。

3）慢性肝炎、肝硬化、脂肪肝恢复期的患者。

4）行动不便的老年患者和生活部分自理的患者。

（2）二级护理要点

1）入院后即进行生命体征、病情、危险因素评估，采取相应护理措施。

2）每 2 小时巡视患者，观察患者病情变化。

3）根据患者病情，测量生命体征。

4）根据医嘱，正确实施治疗、给药措施。

5）根据患者病情，正确实施护理措施和安全措施。

6）保持病房环境整洁，空气清新，帮助整理私人用品，协助患者更衣。

7）帮助消化道溃疡、便秘、溃疡性结肠炎等患者维护卫生、仪表、仪容。

8）对于生活部分自理的患者，基础护理服务标准同“一级护理患者服务标准”的第 6 条要求。

9）对于生活完全自理的患者，每日 1 次整理床单元，做好安全护理。

10）给患者讲解戒烟、酒，规律饮食的重要性，提供护理相关健康指导。

4. 三级护理

（1）三级护理患者

具备以下情况之一的患者，可以确定为三级护理：

1）生活完全自理且病情稳定的患者。

2）生活完全自理且处于康复期的患者，如各种消化内科疾病康复期的患者。

3）息肉切除、ERCP、择期拟行套扎术患者。

（2）三级护理要点

1）每3小时巡视患者，观察患者病情变化。

2）根据患者病情，测量生命体征。

3）根据医嘱，正确实施治疗、给药措施。

4）提供护理相关的健康指导。

5）每日1次整理床单元，做好安全护理。

6）做好患者术前健康指导。

7）做好患者及家属的宣传教育、饮食指导和心理指导。

第二章　消化系统疾病的常见症状与体征

第一节　恶心与呕吐

恶心与呕吐是消化系统疾病的常见症状。恶心是指一种对食物反感或食后即想呕吐的感觉。呕吐是指胃内容物或一部分小肠内容物，通过食管逆流出口腔的一种复杂的反射性动作。

恶心常是呕吐的前驱症状，也可单独出现。呕吐是人体的一种本能，可将有害物由胃排出，从而起到保护作用。因此，恶心、呕吐也是身体的一个警示。但持久而剧烈的呕吐可引起水、电解质紊乱，代谢性碱中毒及营养障碍等。

【常见原因】

（1）胃源性呕吐

当胃黏膜受到化学性或机械性刺激（如急性胃炎、胃癌等）或胃过度充盈（幽门梗阻）时即可发生呕吐。

（2）腹部疾病引起的反射性呕吐

各种急腹症，如肠梗阻、腹膜炎、阑尾炎、胆管及胰腺疾病，因刺激迷走神经纤维引起反射性呕吐。

【临床表现】

（1）呕吐物量大，见于幽门梗阻、小肠上部梗阻。

（2）呕吐物为血性，见于上消化道出血，如食管下端黏膜撕裂症、溃疡病、出血性胃炎、胃癌、食管静脉曲张破裂等。

（3）混有胆汁，提示梗阻的部位在十二指肠以下。

（4）混有隔餐食物或隔日食物，提示幽门梗阻。

（5）呕吐物有粪臭味，提示小肠低位梗阻、麻痹性肠梗阻、近段肠腔内有大量细菌繁殖、结肠梗阻或有回盲瓣关闭不全、结肠造瘘或上段小肠结肠瘘。

（6）呕吐物中见少量未消化食物，见于贲门失弛缓症等食管性呕吐。

【辅助检查】

（1）体检

1）一般检查：注意营养状态、精神状态，有无失水现象。

2）腹部检查：有无振水音和胃肠蠕动波、肠型。有无腹胀、腹壁有无紧张、压痛、反跳痛。腹部有无包块及移动性浊音，肠鸣音有无亢进、减弱或消失。

3）眼底检查：有无脑膜刺激症状、脑膜刺激的神经反射征，颅压增高时应做眼底检查。

（2）实验室检查

恶心、呕吐患者的实验室检查：①血常规、尿常规及酮体的检查；②血糖、尿素氮及二氧化碳结合力的测定；③电解质及肝功能检查；④必要时做呕吐物化学分析或细菌培养；⑤疑有颅内疾患时，做脑脊液检查。

（3）X线检查

恶心、呕吐患者的X线检查包括腹部透视或平片，食管、胃肠、胆囊或颅骨摄影等，必要时做脑CT、脑血管造影、磁共振检查。

（4）特殊检查

恶心、呕吐患者的特殊检查：①食管测压：用于发现食管动力性疾病，如弥漫性食管痉挛、贲门失弛缓等引起的假性呕吐；②胃排空测定：包括放射性闪烁扫描显像法、胃超声评价液体食物的排空以及^{13}C尿素呼气试验；③胃电图：用于识别胃起搏点的节律异常，但存在信号不良、伪差与临床症状相关性差等缺点；④胃肠测压：是评价上胃肠道动力异常最可靠的生理学检查，但是检查繁琐、昂贵、操作困难。

【治疗原则】

（1）治疗原则

呕吐的治疗原则：①积极寻找病因，给予针对性的治疗；②镇吐对症治疗；③纠正水、电解质代谢紊乱；④其他并发症治疗。

（2）对症治疗

1）呕吐严重时禁食，待呕吐逐渐好转后，可给流质或半流质饮食。

2）补液维持水、电解质及酸碱平衡。

3）适当给予镇静、镇吐或解痉药物，如多潘立酮 10mg 或甲氧氯普胺 10mg，每日 2~3 次口服。

4）针灸治疗：胃肠病引起的呕吐针刺足三里、内关、中脘穴位。脑部疾病引起的呕吐针刺合谷、少商、足三里穴位。

【护理评估】

1. 健康史

（1）常见原因

妊娠呕吐、反应性呕吐、消化系统疾病、急性中毒、呼吸系统疾病、泌尿系统疾病、循环系统疾病、妇科疾病、青光眼、遗传因素、胃及十二指肠运动异常、应激紧张、吸烟、饮酒等。

（2）恶心、呕吐的规律性

餐后近期内出现呕吐，并有骤起的集体发病情况，应考虑食物中毒；神经性呕吐多在餐后即刻发生；在餐后较久或积数餐之后才出现呕吐的，多见于消化性溃疡及胃癌等引起的幽门、十二指肠慢性不全梗阻。

（3）恶心、呕吐发生时间

晨间呕吐在育龄女性应考虑早期妊娠反应，有时也见于尿毒症或慢性酒精中毒。有些鼻窦炎因分泌物刺激咽部，也有晨起恶心和干呕。夜间呕吐多见于幽门梗阻。

（4）恶心、呕吐的特点

一般呕吐常先有明显恶心，然后出现呕吐。但神经性呕吐可不伴有恶心或仅有轻微恶心，呕吐并不费力，甚至可以随心所欲地呕吐。高血压脑病或颅内病变引起颅压增高时，也常常没有恶心而突然出现喷射状呕吐。

（5）恶心、呕吐物的性质

幽门梗阻的呕吐物含有隔餐或隔日食物，有酸臭味；呕吐物中含有多量黄色胆汁，多见于频繁剧烈呕吐或十二指肠乳头以下的肠梗阻；大量呕吐多见于幽门梗阻或急性胃扩张，一次呕吐可超过 1000ml；呕吐物有粪便臭味的可能是低位肠梗阻；呕吐大量酸性胃液多见于高酸性胃炎、活动期十二指肠溃疡或促胃液素瘤；呕吐物呈咖啡样或鲜红色，考虑上消化道出血。

2. 身体状况

对于频繁、剧烈呕吐者，评估血压、尿量、皮肤弹性及有无水、电解质平衡紊乱等症状。

【护理诊断】

（1）有体液不足的危险

与大量呕吐导致失水有关。

（2）活动无耐力

与频繁呕吐导致失水和电解质有关。

（3）焦虑

与频繁呕吐、不能进食有关。

【护理措施】

（1）评估患者的一般情况

包括年龄、原发疾病、全身情况、生命体征、神志、营养状况，有无失水表现。评估患者心理状态，恶心、呕吐发生的时间、频率、原因或诱因、与进食的关系等。

（2）生活护理

协助患者进行日常生活活动。患者呕吐时应协助其坐起或侧卧，头偏向一侧，以免误吸。呕吐完毕协助漱口，更换污染衣物、被褥，开窗通风去除异味。遵医嘱应用镇吐药物及其他治疗，促使患者逐步恢复正常饮食和体力。告知患者坐起、站立时动作应缓慢，以免发生直立性低血压。

（3）应用放松技术

常用深呼吸、转移注意力等放松技术，减少呕吐的发生。深呼吸法：用鼻吸气，然后张口慢慢呼气，反复进行；转移注意力：通过与患者交谈，或倾听轻松的音乐、阅读喜爱的文章等方法转移患者注意力。

（4）心理护理

通过观察患者以及与患者家属交谈，了解患者心理状态，耐心解答患者及家属所提出的种种疑惑。解释呕吐与精神因素的关系，讲解精神紧张不利于呕吐的缓解，而且紧张、焦虑影响食欲及消化能力。

（5）病情观察

患者呕吐量大时，注意有无水、电解质及酸碱平衡失调。

1）监测生命体征：定时测量和记录患者生命体征直至稳定。血容量不足时可发生心动过速、呼吸急促、血压降低，特别是直立性低血压。持续性呕吐导致大量胃液丢失而发生代谢性碱中毒时，患者呼吸浅而慢。

2）观察失水征象：准确记录每日的出入量、尿比重、体重。动态观察实验室检查结果，如电解质、酸碱平衡状态。观察患者有无失水征象，依失水程度不同，患者可出现软弱无力、口渴、皮肤黏膜干燥及弹性减弱、尿量减少、尿比重增高，甚至出现烦躁、神志不清及昏迷等表现。

3）观察呕吐情况：观察患者呕吐的特点，记录呕吐的次数，呕吐物的性质、量、颜色及气味。

4）积极补充水分和电解质：剧烈呕吐不能进食或严重水、电解质失衡时，主要通过静脉输液给予纠正。口服补液时，应少量多次饮用，以免再次引起恶心、呕吐。口服补液未能达到所需补液量时，需要静脉输液以恢复和保持机体的液体平衡。

第二节 呕血与黑便

呕血是指上消化道或消化器官出血，血液从口腔呕出。上消化道或小肠出血时，血红蛋白的铁质在肠道经硫化物作用形成黑色硫化铁，粪便可呈黑色而发亮，称为柏油样便。常由上消化道疾病（食管、胃十二指肠、胃空肠吻合术后的空肠、胰腺、胆管）急性出血所致，少数见于某些全身性疾病。大量呕血易发生失血性休克，危及生命。

【临床表现】

每日出血量超过60ml即可有黑便；有呕血则提示胃内储血量至少达300ml。呕血前常有上腹不适及恶心，大量出血时常发生急性周围循环衰竭，对出血量的判断见表2-1。

表 2-1　上消化道出血程度的判断

分级	失血量	血压	脉搏	血红蛋白	临床表现
轻度	占全身总血量 10%~15%，成人失血量<500ml	基本正常	正常	无变化	一般不引起全身症状，或仅有头晕、乏力
中度	占全身总血量 20%~30%，成人失血量 500~1000ml	收缩压下降 80mmHg	100~120 次/分	70~100 g/L	一时性眩晕、口渴、心悸、烦躁、尿少、肤色苍白
重度	占全身总血量>30%，成人失血量>1500ml	收缩压<80mmHg	>120 次/分	<70g/L	神志恍惚、四肢厥冷、大汗、少尿或无尿

【辅助检查】

（1）一般检查

呕血与黑便的一般检查：注意面容与贫血程度，有无周围循环衰竭表现，如四肢厥冷、脉搏细数、血压下降、烦躁不安等，有无蜘蛛痣、黄疸、肝掌及皮肤色素沉着，有无黏膜或皮肤或出血，有无锁骨上淋巴结或全身淋巴结增大。

（2）腹部检查

呕血与黑便的腹部检查：有无腹壁静脉曲张，有无腹压痛和包块，有无肝、脾大和腹腔积液。

（3）肛门直肠指检的作用

肛门直肠指检在呕血与黑便的检查中可早期发现黑便，注意有无痔或肿块。

（4）实验室检查

呕血与黑便的化验检查：①血常规、尿常规检查；②血型测定并做好交叉配血试验；③肝功能检查、尿素氮测定；④必要时做 ESR 和出血性疾病常规检查。

（5）特殊检查

呕血与黑便的特殊检查：①急诊内镜检查，应在出血 24~48 小时内进行，对出血部位和性质的诊断有重要价值；②超声波肝、脾、胆囊探查；③X 线检查，一般在出血停止后 1 周做胃肠钡餐检查；④必要时做腹部血管造影，协助诊断出血病灶与部位。

【治疗原则】

（1）一般处理措施

呕血与黑便的一般处理措施：绝对静卧，监测脉搏、血压、呼吸、神志变化，烦躁不安者给予镇静剂。呕血者宜暂禁食，呕血停止后可给予少量多次流质饮食。

（2）止血措施

呕血与黑便的止血措施：①食管静脉曲张破裂出血可放置三腔二囊管压迫止血和（或）静脉注射血管加压素、生长抑素；②消化性溃疡或急性胃黏膜病变出血可用 H$_2$ 受体阻断剂，如 Famotidine 或质子泵抑制剂 Omeprazole 静脉注射；③口服或胃内灌注 8mg/dl 去甲肾上腺素溶液；④内镜注射硬化剂、组织胶及套扎治疗或电凝止血。

（3）介入治疗

严重消化道大出血在少数特殊情况下既无法进行内镜治疗又不能耐受手术治疗，可考虑在选择性肠系膜动脉造影找到出血灶的同时进行血管栓塞治疗。

（4）手术治疗

呕血与黑便患者经内科积极抢救 24~48 小时仍不能控制止血时，应考虑外科手术治疗。

【护理评估】

（1）评估可能引起出血的原因及部位：如溃疡出血、肠系膜血管畸形出血、术后吻合口出血、门脉高压出血等。

（2）遵医嘱给予辅助检查：胃镜、肠镜、BUS、CT、消化道造影、DSA 等。

（3）实验室和特殊检查结果：血常规、血尿素氮、红细胞计数、网织红细胞、便常规、肝肾功能、电解质水平。

（4）血红蛋白情况：血红蛋白 90~110g/L 为轻度贫血，60~90g/L 中度贫血，50~60g/L 重度贫血，<60g/L 有输血指征。

（5）评估面色、有无休克征象（烦躁不安或神志不清、面色苍白、四肢湿冷、口唇发绀、呼吸急促等，血压下降、脉压变小、心率加快、尿量减少）。

【护理诊断】

（1）组织灌注量无效（外周）

与上消化道出血致血容量不足有关。

（2）活动无耐力

与呕血、黑便致贫血有关。

（3）焦虑/恐惧

与大量呕血与黑便有关。

（4）潜在并发症

休克。

（5）有误吸的危险

与呕吐物误吸入肺内有关。

【护理措施】

（1）一般护理措施

1）绝对卧床休息：保持安静，避免不必要的交谈。休克患者平卧位床挡拉起。出血停止后以卧床休息为主，适当活动，避免头晕跌倒。床边悬挂防跌倒牌。及时清除血污物品，保持床单元整洁。

2）体位：急性出血期给予侧卧或平卧位，头偏向一侧，以防窒息。

3）饮食：出血期禁食，关注补液量是否恰当，以防血容量不足。禁食患者应做好口腔护理，恢复期根据医嘱给予适当饮食，从流质→无渣（低纤维）半流→低纤维普食，渐进恢复饮食。

4）心理指导：耐心做心理疏导，使其放松身心，配合治疗。

（2）基础生命体征观察

1）体温：大量出血后，多数患者在 24 小时内出现低热，一般不超过 38.5℃，持续 3~5 天。

2）出血时先脉搏加快，然后血压下降。注意测量坐卧位血压和脉搏（如果患者卧位改坐位血压下降>20mmHg，心率上升>10 次/分提示血容量明显不足，是紧急输血的指征）。

3）病情观察：观察呕血的颜色、量、持续时间及频率。患者的呼吸、血压、血氧、脉搏、心率、尿量、皮肤及甲床色泽。

4）注意观察有无窒息征兆症状：咯血停止、发绀、自感胸闷、心悸、大汗淋漓、喉痒有血腥味及精神高度紧张等。

（3）症状及体征观察

1）再出血的观察：呕血的颜色（鲜红或有血块、咖啡色）、量，排便次数、颜色（血便、黑便、柏油样、黏液血便）和性状（成形、糊状、稀便、水样）。

2）出血严重程度的估计：成人每日消化道出血 5~10ml 粪便潜血试验出现阳性；50~100ml 可出现黑便；胃内积血量在 250~300ml 可引起呕血；一次出血量<400ml 一般不引起全身症状；出血量>400~500ml，可出现全身症状，如头晕、心悸、乏力等；短时间内出血量>1000ml，可出现周围循环衰竭表现，如口干、意识变化、休克等。

3）肠鸣音和伴随的腹部体征，尿量（有无急性肾衰竭及血容量补充是否足够）。

（4）用药观察

1）呕血量较大者常用垂体后叶素 18U 加入生理盐水 100ml，静脉泵入 10ml/h（高血压、冠心病患者及孕妇禁用），可用立其丁（酚妥拉明）10mg 加入生理盐水 100ml 静脉泵入 10ml/h，注意观察有无腹痛等不良反应。

2）镇静药：对烦躁不安者常用镇静药，如地西泮 5~10mg 肌内注射。禁用吗啡、哌替啶，以免抑制呼吸。

3）应备齐急救药品及器械：如止血药、强心药、呼吸中枢兴奋药等药物。此外，应备开口器、压舌板、舌钳、氧气筒或氧气枕、电动吸引器等急救器械。

第三节　腹　　痛

腹痛按起病急缓、病程长短可分为急性与慢性腹痛。急性腹痛多由腹腔脏器的急性炎症、扭转或破裂，空腔脏器梗阻或扩张，腹腔内血管阻塞等引起；慢性腹痛的原因常为腹腔脏器的慢性炎症、腹腔脏器包膜的张力增加、消化性溃疡、胃肠神经功能紊乱、肿瘤压迫及浸润等。此外，某些全身性疾病、泌尿生殖系统疾病、腹外脏器疾病，如急性心肌梗死和下叶肺炎也可引起腹痛。

【临床表现】

腹痛可表现为隐痛、钝痛、灼痛、胀痛、刀割样痛、钻痛或绞痛等，可为持续性或阵发性疼痛，其部位、性质和程度常与疾病有关。如胃、十二指肠疾病引起的腹痛多为中上腹部隐痛、灼痛或不适感，伴畏食、恶心、呕吐、嗳气、反酸等。小肠疾病多呈脐周疼痛，并有腹泻、腹胀等表现。

大肠病变所致的腹痛为腹部一侧或双侧疼痛。急性胰腺炎常出现上腹部剧烈疼痛，为持续性钝痛、钻痛或绞痛，并向腰背部呈带状放射。急性腹膜炎时疼痛弥漫全腹，腹肌紧张，有压痛、反跳痛。

【辅助检查】

根据不同病种进行相应的实验室检查，必要时需做 X 线检查、消化道内镜检查等。

【护理评估】

（1）健康史

腹痛发生的原因或诱因，起病急骤或缓慢、持续时间，腹痛的部位、性质和程度；腹痛与进食、活动、体位等因素的关系；腹痛发生时的伴随症状，如有无恶心、呕吐、腹泻、呕血、便血、血尿、发热等；有无缓解疼痛的方法；有无精神紧张、焦虑不安等心理反应。

（2）身体状况

1）全身情况：生命体征、神志、神态、体位、营养状况以及有关疾病的相应体征，如腹痛伴黄疸者提示与胰腺、胆系疾病有关，腹痛伴休克者可能与腹腔脏器破裂、急性胃肠穿孔、急性出血性坏死性胰腺炎、急性心肌梗死、肺炎等有关。

2）腹部检查：腹部外形，有无膨隆或凹陷；有无胃形、肠形及蠕动波；有无腹壁静脉显露及其分布与血流方向。肠鸣音是否正常。腹壁紧张度，有无腹肌紧张、压痛、反跳痛，其部位、程度；肝脾是否大，其大小、硬度和表面情况；有无腹块。有无振水音、移动性浊音。为了避免触诊引起胃肠蠕动增加，使肠鸣音发生变化，腹部检查的顺序为视、听、触、叩，但仍按视、触、叩、听的顺序记录。

【护理诊断】

（1）疼痛：腹痛

与腹腔脏器或腹外脏器的炎症、缺血、梗阻、溃疡、肿瘤或功能性疾病等有关。

（2）焦虑

与剧烈腹痛、反复或持续腹痛不易缓解有关。

【护理措施】

腹痛是很常见的临床症状。因发病原因的不同，腹痛的性质、程度、持续时间和转归各异，需要有针对性地治疗、护理，包括病因治疗和镇痛措施。腹痛患者的一般护理原则包括以下几个方面：

1．疼痛：腹痛

（1）腹痛的监测

1）观察并记录患者腹痛的部位、性质及程度，发作的时间、频率，持续时间，以及相关疾病的其他临床表现。如果疼痛突然加重、性质改变，且经一般对症处理疼痛不能减轻，需警惕某些并发症的出现，如消化性溃疡穿孔引起弥漫性腹膜炎等。

2）观察非药物性和（或）药物镇痛治疗的效果。

（2）非药物性缓解疼痛的方法

该方法是对疼痛，特别是慢性疼痛的主要处理方法，能减轻患者的焦虑、紧张，提高其疼痛阈值和对疼痛的控制感。具体方法：

1）行为疗法：指导式想象（利用一个人对某特定事物的想象而达到特定的正向效果，如回忆一些有趣的往事可转移对疼痛的注意）、深呼吸、冥想、音乐疗法、生物反馈等。

2）局部热疗法：除急腹症外，对疼痛局部可应用热水袋进行热敷，以解除肌肉痉挛达到镇痛效果。

3）针灸镇痛：根据不同疾病和疼痛部位选择针疗穴位。

（3）用药护理

镇痛药物种类甚多，应根据病情、疼痛性质和程度选择性给药。癌性疼痛应遵循按需给药的原则，有效控制患者的疼痛。观察药物不良反应，如口干、恶心、呕吐、便秘和用药后的镇静状态。急性剧烈腹痛诊断未明时，不可随意使用镇痛药物，以免掩盖症状，延误病情。

（4）生活护理

急性剧烈腹痛患者应卧床休息，要加强巡视，随时了解和满足患者所需，做好生活护理。应协助患者取适当的体位，以减轻疼痛感并有利于休息，从而减少疲劳感和体力消耗。对烦躁不安者应采取防护措施，防止坠床等意外发生。

2．焦虑

疼痛是一种主观感觉。对疼痛的感受既与疾病的性质、病情有关，也与患者对疼痛的耐受性和表达有关。后者的主要影响因素有患者的年龄、个性、文化背景、情绪和注意力；周围人们的态度；疼痛对患者的生活、工作、休息、睡眠和社交活动的影响，其影响对患者是否具有重要意义；以及疾病的性质，例如，是否危及生命等。

急骤发生的剧烈腹痛、持续存在或反复出现的慢性腹痛以及预后不良的癌性疼痛均可造成患者精神紧张、情绪低落，而消极悲观和紧张的情绪又可使疼痛加剧。因此，护士对患者和家属应进行细致全面的心理评估，取得家属的配合，有针对性地对患者进行心理疏导，以减轻紧张恐惧心理，稳定情绪，有利于增强患者对疼痛的耐受性。

第四节　腹　　泻

正常人的排便习惯多为每天 1 次，有的人每天 2~3 次或每 2~3 天 1 次，只要粪便的性状正常，均属于正常范围。腹泻是指排便次数增加，粪便稀薄并可带有黏液、脓血或未消化的食物。如排便次数每日 3 次以上，或每天粪便总量>200g，其中粪便含水量>85%，则可认为是腹泻。

腹泻可分急性与慢性腹泻两类。急性腹泻发病急，病程在 2~3 周之内；腹泻超过 3 周者属于慢性腹泻，慢性腹泻病程至少 4 周以上，或间歇期在 2~4 周的复发性腹泻。

腹泻多是肠道疾病引起，其他原因还有药物、全身性疾病、过敏和心理因素等。

【临床表现】

（1）小肠性腹泻

多为水样便或粪便稀薄，无里急后重，常有脐周疼痛。

（2）大肠性腹泻

可出现黏液血便、脓血便或果酱样粪便，多有里急后重感。

（3）严重腹泻

可造成脱水、电解质紊乱及代谢性酸中毒。

（4）长期慢性腹泻

可导致营养不良或全身衰竭表现。

【辅助检查】

采集新鲜粪便标本做显微镜检查，必要时做细菌学检查。急性腹泻者注意监测血清电解质、酸碱平衡状况。

【护理评估】

（1）健康史

腹泻发生的时间、起病原因或诱因、病程长短；粪便的性状、气味和颜色，排便次数和量；有无腹痛及疼痛的部位，有无里急后重、恶心、呕吐、发热等伴随症状；有无口渴、疲乏无力等提示失水的表现；有无精神紧张、焦虑不安等心理因素。

（2）身体状况

①急性严重腹泻时，注意观察患者的生命体征、神志、尿量、皮肤弹性等。慢性腹泻时应注意患者的营养状况，有无消瘦、贫血的体征；②腹部检查：见本章第三节"腹痛的身体评估"；③肛周皮肤：有无因排便频繁及粪便刺激引起的肛周皮肤糜烂。

（3）心理-社会状况

慢性腹泻治疗效果不明显时，患者往往对预后感到担忧，结肠镜等检查有一定痛苦，某些腹泻，如肠易激综合征与精神因素有关，故应注意患者心理状况的评估和护理，鼓励患者配合检查和治疗，稳定患者情绪。

【护理诊断】

（1）腹泻	（2）有体液不足的危险
与肠道疾病或全身性疾病有关。	与大量腹泻引起失水有关。

【护理措施】

（1）病情观察

包括排便情况、伴随症状等。

（2）饮食护理

饮食以少渣、易消化食物为主，避免生冷、多纤维、味道浓烈的刺激性食物。急性腹泻应根据病情和医嘱，给予禁食、流质、半流质或软食。

（3）活动与休息

急性起病、全身症状明显的患者应卧床休息，注意腹部保暖。可用热水袋热敷腹部，以减弱肠道运动，减少排便次数，并有利于腹痛等症状的减轻。

（4）用药护理

腹泻以病因治疗为主。应用止泻药时注意观察患者排便情况，腹泻得到控制应及时停药。应用解痉镇痛剂（如阿托品）时注意药物不良反应，如口干、视物模糊、心动过速等。

（5）肛周皮肤护理

排便频繁时，粪便刺激可损伤肛周皮肤，引起糜烂及感染。排便后应用温水清洗肛周，保持清洁、干燥，涂无菌凡士林或抗生素软膏以保护肛周皮肤，促进损伤处愈合。

（6）液体平衡状态的动态观察

急性严重腹泻时丢失大量水分和电解质，可引起脱水及电解质紊乱，严重时导致休克。故应严密监测患者生命体征、神志、尿量的变化；有无口渴、口唇干燥、皮肤弹性下降、尿量减少、神志淡漠等脱水表现；有无肌肉无力、腹胀、肠鸣音减弱、心律失常等低钾血症的表现；监测血生化指标的变化。

（7）补充水分和电解质的护理

及时遵医嘱给予液体、电解质、营养物质，以满足患者的生理需要量，补充额外丢失量，恢复和维持血容量。一般可经口服补液，严重腹泻、伴恶心与呕吐、禁食或全身症状显著者经静脉补充水分和电解质。注意输液速度的调节。老年患者尤其应及时补液并注意输液速度，因老年人易因腹泻发生脱水，也易因输液速度过快引起循环衰竭。

第五节　便　秘

便秘是指排便频率减少，3 天内排便次数少于 1 次，伴排便困难并需用力、粪便量减少、粪便干硬，排便后有不尽感，是临床上常见的症状，多长期持续存在。

正常排便需要的条件：①饮食量和所含纤维素适当，有足够的入量水，对肠道产生有效的机械刺激；②胃肠道无梗阻，消化吸收和蠕动正常；③有正常的排便反射，腹肌、膈肌及盆底肌群有足够的力量协助排便动作。任何一个环节发生问题，都有可能引起便秘。

根据罗马Ⅲ的标准，便秘的定义为：①排便困难，硬便，排便频率减少或排便不尽感；②每周完全排便<3 次，每天排便量<35g；③全胃肠或结肠通过时间延长。随着人们生活方式的改变、精神心理和社会因素的影响，其发病率呈升高趋势，严重影响人们的健康和生活质量。

【临床表现】

（1）排便次数减少，粪质干硬难以排出，常有腹痛、腹胀甚至恶心、呕吐。

（2）慢性便秘多为单纯功能性，部分患者可有腹胀、腹痛、食欲缺乏等症状。

（3）便秘可引起自身中毒，出现精神不振、食欲减退、恶心、腹胀、失眠等症状。便秘可致患结肠癌的风险加大。因便秘排便屏气使劲，增加腹压可造成心脑血管疾病发作，诱发心绞痛、心肌梗死、脑出血等。

【辅助检查】

（1）检查指征

检查指征：①需明确便秘是否为系统性疾病或者消化道器质性疾病所致；②当治疗无效时，需明确便秘的病理生理过程。

（2）一般检查

便秘的常规检查包括粪检和潜血试验。若便秘临床表现提示症状是炎症、肿瘤或其他系统性疾病所致，需要化验血红蛋白、血沉、甲状腺功能、血钙、血糖等有关生化检查。

（3）明确肠道器质性病变的检查

钡灌肠检查可显示结肠的宽度、长度，并且发现可导致便秘的严重梗阻性病变。只有当怀疑假性肠梗阻或小肠梗阻时才需要行小肠造影检查。当近期出现排便习惯改变，便中带血或者体重下降、发热等报警症状时，应进行全结肠检查以明确是否存在结肠癌、炎症性肠病、结肠狭窄等器质性病变。

（4）特殊的检查方法

便秘患者的特殊检查方法有胃肠传输试验、肛门直肠测压，气囊排出试验、24 小时结肠压力监测、排粪造影、会阴神经潜伏期或肌电图检查等。

【治疗原则】

（1）探求便秘的原因，并针对病因来解决便秘。

（2）适当调整饮食，增加含纤维素多的食物。凉开水、蜂蜜均有助于便秘的预防和治疗。

（3）鼓励患者参加适当的体力劳动或体育锻炼，以增强腹肌、膈肌、肛提肌等的肌力，养成每日定时排便习惯。

（4）对症处理：酌情选用容积性泻剂（甲基纤维素每日 1.5~5g）、润滑性泻剂（甘油或液状石蜡）、高渗性泻剂（硫酸镁、山梨醇、乳果糖）、刺激性泻剂（番泻叶、大黄苏打片）及胃肠动力药。应注意药物不可滥用和长期使用。

（5）肿瘤、梗阻、绞窄所致的便秘应及时请外科处理。

【护理评估】

（1）健康史

1）评估患者有无年龄因素、全身性疾病、消化系统疾病、滥用泻药等；有无大肠、直肠或肛门阻塞性病变；有无大肠直肠运动异常；有无因药物而致的便秘、内分泌失调或其他慢性疾病引起的功能性便秘；有无因便秘引起口臭、下腹饱胀感、不安、失眠及注意力不集中等症状。

2）目前排便状况：排便次数、间隔时间、排便难易度、粪便形状、腹部饱胀感、残便感及有无出血等。

3）影响排便的次数、含水量及性质的因素：年龄、性别、情绪、压力、饮食结构、运动量、药物使用、生活习惯、生活方式及环境因素等。老年人便秘的发病率较高，与老年人食量和体力活动减少，胃肠道功能下降有关，如消化液分泌减少，肠管张力和蠕动减弱以及参与排便的肌张力低下等因素有关；婴儿进食太少时，消化后液体吸收，余渣少，致使排便减少、变稠，奶中糖量不足时肠蠕动减慢，可使粪便干燥；小儿偏食，喜食肉食，少吃或不吃蔬菜，食物中纤维素太少，均易发生便秘。

（2）身体状况

1）腹部检查：有无腹胀，腹部蠕动是否每分钟少于 5 次，腹部有无肿块，肿块的位置、硬度及有无压痛。

2）肛门检查：肛周有无脓肿，有无肛裂及痔。

（3）心理-社会状况

有无生活改变导致的饮食习惯、排便地点的变化；是否存在精神压力。

【护理措施】

（1）饮食调理

增加膳食纤维的摄入，尤其是粗粮类和鲜豆类。保证充分的水分摄入，多饮水，便秘者每天清晨饮温开水或者淡盐水 200~300ml，每日饮水量>1500ml。选择合理、科学的饮食结构，避免不良的饮食习惯，食物选择要粗细搭配，避免食用刺激性食物，适当进食润肠通便的食物，炒菜时可适当多放些食用油。

（2）体育疗法

参加体育运动，增加身体活动，是提高整个机体的紧张度，加强生理排便功能，恢复正常排便反射机制的好方法。

（3）心理指导

有学者指出，对便秘患者进行心理疏导，缓解其焦虑、抑郁、紧张情绪可能有助于便秘的治疗。

（4）用药护理

教育患者杜绝滥用药物，对易引起便秘的药物要合理使用。便秘患者可运用温和缓泻药促进排便。一般缓泻药以睡前服用为佳，以达到次晨排便，但缓泻药不能长期服用，避免肠道失去自行排便的功能，加重便秘。

（5）便秘处理

1）针灸按摩对治疗便秘可达到理想的效果，按摩分别施术于背部膀胱经巡行部位。针灸脾俞、胃俞、大肠俞等。

2）粪便嵌顿，患者无法自行排出，护士可戴手套帮助患者从直肠内取出粪石，操作中应随时观察患者病情变化。

第六节　黄　疸

黄疸是高胆红素血症的临床表现，即血中胆红素浓度增高使巩膜、皮肤、黏膜以及其他组织和体液发生黄染的现象。正常血清总胆红素含量为 $5\sim17\mu mol/L$（$0.3\sim1.0mg/dl$），主要为非结合胆红素。当血中胆红素浓度在 $17.1\sim34.2\mu mol/L$，临床不易察觉，无肉眼黄疸时，称隐性或亚临床黄疸。超过 $34.2\mu mol/L$（$2.0mg/dl$）时，出现黄疸。

【临床表现】

（1）溶血性黄疸

黄疸为轻度，呈浅柠檬色，急性溶血时可有发热、寒战、头痛、呕吐、腰痛，并有不同程度的贫血和血红蛋白尿（尿呈酱油色或茶色），严重者可有急性肾衰竭。慢性溶血多为先天性。除贫血外还有脾大的表现。

（2）肝细胞性黄疸

临床表现为皮肤、黏膜浅黄至深黄色，食欲减退、疲乏，严重者可有出血倾向。

（3）胆汁淤积性黄疸

患者的皮肤呈暗绿色，完全阻塞者颜色更深，甚至呈黄绿色，并有皮肤瘙痒及心动过速的表现，患者尿色深，粪便颜色变浅或呈白陶土色。

【辅助检查】

（1）溶血性黄疸的实验室检查

溶血性黄疸的血清总胆红素（TB）增高，以非结合胆红素（UCB）为主，结合胆红素（CB）基本正常。尿中尿胆原也增加，但无胆红素。急性溶血时尿中有血红蛋白排出，潜血试验阳性。血液检查除贫血外还有骨髓红细胞系列增生旺盛、网织红细胞增加等。

（2）肝细胞性黄疸的实验室检查

肝细胞性黄疸的血中 CB 与 UCB 均增加，黄疸型肝炎时 CB 增加多高于 UCB。尿中 CB 定性试验阳性，尿胆原可因肝功能障碍而增加。此外，血液检查有不同程度的肝功能损害。

（3）胆汁淤积性黄疸的实验室检查

胆汁淤积性黄疸患者的血清 CB 增加，尿胆红素试验阳性，尿胆原及粪胆素减少或缺如，血清碱性磷酸酶及谷氨酰转肽酶增高。

（4）黄疸实验室检查的区别（表2-2）

表 2-2　黄疸实验室检查的区别

项目	溶血性	肝细胞性	胆汁淤积性
TB	增加	增加	增加
CB	正常	增加	明显增加
CB/TB	<15%～20%	>30%～40%	>50%～60%
尿胆红素	－	＋	＋＋
尿胆原	增加	轻度增加	减少或消失
ALT、AST	正常	明显增加	可增高
ALP	正常	增高	明显增高
GGT	正常	增高	明显增高
PT	正常	延长	延长
对维生素 K 反应	正常	差	好
胆固醇	正常	轻度增加或降低	明显增加
血浆蛋白	正常	ALB 降低 Glob 升高	正常

（5）黄疸的影像学检查

黄疸的影像学检查包括 CT 及 MRI、超声显像、放射性核素检查和在 X 线下的各种胰胆管造影术，可显示肿瘤、结石以及肝内外胆管有无扩张，对黄疸的鉴别提供极其重要的信息。

【治疗原则】

（1）护肝疗法

黄疸患者应给予高热量饮食，适当选用护肝药物，注意避免使用损肝药物。阻塞性黄疸时，可因肠道缺乏结合的胆汁酸盐而出现脂溶性维生素 A、D、K 的缺乏，宜注射补充。

（2）对症支持治疗

黄疸患者应针对黄疸的症状进行支持治疗，如镇痛、退热。瘙痒明显者，可试用熊去氧胆酸，每日 4 次，每次 100～150mg。对 Gilbert 综合征、Crigler-Najjar 综合征 Ⅱ 型，应用肝细胞葡萄糖醛基转移酶的诱导剂苯巴妥，可降低血清非结合胆红素。

（3）中医中药治疗

中医治疗黄疸可选用有退黄作用的中药方剂，随症状加减。例如，茵陈四逆汤、大黄消石汤和茵陈蒿汤或茵陈五苓散等。也可静脉滴注茵栀黄、甘草酸二胺（甘利欣）注射液。

【护理评估及护理措施】

（1）评估患者健康史

询问既往有无肝炎、肝硬化、胆石症、胆管蛔虫病、胆囊炎、胆管手术及溶血性疾病史等；有无肝炎患者接触史；有无输血史；有无长期用药或饮酒史；黄疸的发生与饮食有无关系等。

（2）询问有无伴随症状

如伴发热、乏力、恶心、呕吐、食欲下降等多为病毒性肝炎；伴有寒战、高热、头痛、呕吐、腰背四肢疼痛多为急性溶血；伴有右上腹痛、寒战、高热多为化脓性梗阻性胆管炎；伴有上消化道出血、腹腔积液可见于肝硬化；伴有肝区疼痛，肝大且质地坚硬表面不平者多见于肝癌。

(3) 注意表现及症状

注意有无鼻出血、牙龈出血、皮下出血等表现；有无腹胀、腹泻等消化道症状；有无皮肤瘙痒引起的皮肤破损；溶血性黄疸有无少尿等肾功能变化；肝硬化、肝癌患者有无性格行为异常、扑翼样震颤等肝性脑病的改变等。

(4) 真性黄疸与假性黄疸的鉴别

观察皮肤、黏膜和巩膜有无黄染以及黄染的程度和范围，确定真性黄疸。真性黄疸应与假性黄疸相鉴别，当进食过多的胡萝卜、南瓜、橘子等可致血中胡萝卜素增加而引起皮肤黄染，但一般以手掌、足底、前额及鼻部等处明显，而巩膜和口腔黏膜无黄染；长期服用米帕林（阿的平）、呋喃类等含黄色素的药物也可引起皮肤黄染，严重时可出现巩膜黄染，但其特点是近角膜缘处巩膜黄染最明显。

(5) 实验室检查

注意观察尿、粪颜色及皮肤的色泽，是否伴有瘙痒等。一般皮肤、黏膜黄染的程度与血胆红素的升高成正比，当黄疸的颜色较深，呈暗黄色，伴皮肤瘙痒，为胆汁淤积性黄疸的特征；当黄疸的颜色变浅，瘙痒减轻，则示梗阻减轻。急性溶血性黄疸时尿呈酱油色；肝细胞性和胆汁淤积性黄疸时尿色加深如浓茶样。胆汁淤积性黄疸时粪便颜色变浅或呈白陶土样。

(6) 促进皮肤舒适，保持皮肤完整性

1）沐浴时使用中性无刺激性香皂及温水清洗，沐浴后涂抹润滑液，保持皮肤湿润。

2）修剪指甲并磨平，必要时可戴棉布手套。

3）建议患者穿棉质、柔软舒适的衣物，室内保持凉爽的温度（25~26℃）。

4）保持床单位的平整、清洁。

(7) 减轻患者焦虑，增加患者维护自我形象

1）与患者及家属说明黄疸形成的原因，告知随着疾病逐渐康复，肤色也会逐渐恢复。以关心、接纳、温暖的态度去照顾患者，倾听患者的主诉。

2）分散患者的注意力，如与人交谈、听音乐、看书报等。

3）教导美化外表的方法。

(8) 并发症护理

1）急性肾衰竭、休克、肝性脑病征兆者，绝对卧床，专人守护。

2）监测生命体征，注意有无性格、行为的改变以及扑翼样震颤等肝性脑病前兆症状。

3）给予低蛋白质饮食；如不能进食者可鼻饲流质食物。

4）配合医师尽快消除诱因，如控制胃肠道出血、控制感染，停用利尿药，纠正水、电解质、酸碱失衡等。

第七节 高 热

高热是指体温>39℃；体温>41℃称过高热；高热超过1~2周，尚未查明原因者称不明热。热型分为稽留热、弛张热、间歇热和不规则热等。

【临床表现】

高热时人体各系统产生一系列相应变化，如新陈代谢加强，呼吸、心跳次数增加，特别是神经系统兴奋性增高，严重时可出现烦躁、谵妄、幻觉、全身抽搐等，甚至昏迷。

【护理评估】

评估患者的体温、脉搏、呼吸、血压和伴随症状。观察皮肤有无皮疹、出血点、麻疹、淤斑、黄染，注意皮肤的温度、湿度及弹性等。评估患者意识状态及体液平衡状况。

【护理措施】

（1）一般护理措施

1）绝对卧床休息，对于躁动、幻觉的患者，护士应床旁护理或允许亲人陪护，防止发生意外，同时加用护挡，必要时用约束带，以防碰伤或坠床。

2）严密观察病情变化，体温高于39℃者，应给予物理降温，如冷敷、温水擦浴、冷生理盐水灌肠等，以降低代谢率，减少耗氧量。

3）加强营养支持，给予高热量、高蛋白、高维生素、易消化的流质或半流质饮食，保证每日摄水量达 2500~3000ml。

4）应用冰袋物理降温的患者要经常更换冷敷部位，避免局部冻伤。

5）加强口腔护理，每日 2~3 次，饮食前后漱口，口唇干裂者可涂液状石蜡。

6）做好心理指导：对高热患者应尽量满足其合理需求，保持病室安静，减少探视，室内空气清新，定时开窗通风，保持患者心情愉快。

7）可疑传染病者在确诊前，应做好床边隔离，预防交叉感染。

（2）病情观察

1）发热伴寒战，可能是肺炎、急性胆囊炎、急性肾盂肾炎、流行性脑脊髓膜炎或败血症等。

2）发热伴咳嗽、咳痰、胸痛、气喘等，可能是肺炎、胸膜炎、肺结核或肺脓肿。

3）发热伴头痛、呕吐，可能是上呼吸道感染、流行性脑脊髓膜炎、流行性乙型脑炎等。

4）发热伴上腹痛、恶心、呕吐，可能是急性胃炎、急性胆囊炎等。

5）发热伴下腹痛、腹泻、里急后重、脓血便等，可能是细菌性痢疾。

6）发热伴右上腹痛、厌食或黄疸等可能是病毒性肝炎或胆囊炎。

7）发热伴关节肿痛，可能是风湿热或败血症等。

8）发热伴腰痛、尿急、尿刺痛，可能是尿路感染、肾结核等。

9）发热伴有局部红肿、压痛，可能是脓肿、软组织感染等。

10）间歇性发热伴寒战、畏寒、大汗等，可能是疟疾或伤寒等病。

11）发热伴皮下出血及黏膜出血，可能是流行性出血热、重症病毒性肝炎、败血症或急性白血病等。

第三章 食管疾病的护理

第一节 胃食管反流病

胃食管反流病（GERD）是指酸性或酸性和碱性的胃内容物反流入食管甚至咽、喉等处，造成局部炎性病变，同时可发生产酸、嗳气、胸痛、吞咽困难及呛咳等临床症状的一组疾病。

GERD 可分为 3 种类型：非糜烂性反流病（NERD）、糜烂性食管炎（EE）和 Barrett 食管（BE），也可称 GERD 相关疾病。其中 NERD 最常见，EE 可合并食管狭窄、溃疡和消化道出血，BE 有可能发展为食管腺癌。

【临床表现】

（1）胃灼热感和反酸

胃灼热感指胸骨后剑突下烧灼感，常由胸骨下段向上伸延，常在餐后 1 小时出现，卧位、弯腰或腹压增高时加重。反酸常伴有胃灼热感。

（2）吞咽困难和吞咽痛

食管功能紊乱引起者呈间歇性；食管狭窄引起者持续加重。严重食管炎或食管溃疡伴吞咽疼痛。

（3）胸骨后疼痛

发生在胸骨后或剑突下，严重时可为剧烈刺痛，可放射到后背、胸部、肩部、颈部、耳后，疼痛酷似心绞痛。

（4）其他症状

咽喉炎、声嘶、反复发生肺炎等。

（5）并发症

1）上消化道出血：可有呕血和（或）黑便以及不同程度的缺铁性贫血。

2）食管狭窄食管炎：反复发作使纤维组织增生，导致瘢痕狭窄。

3）Barrett 食管：内镜下表现为正常的食管黏膜出现胃黏膜的橘红色，分布可为环形、舌形或岛状。可发生在反流性食管炎的基础上，亦可不伴有反流性食管炎。也被认为是食管腺癌的癌前病变，其腺癌的发生率较正常人高 30~50 倍。

【辅助检查】

(1) 内镜检查

内镜检查是诊断反流性食管炎最准确的方法，并能判断反流性食管炎的严重程度和有无并发症，结合活检可与其他原因引起的食管炎和其他食管病变（如食管癌等）做鉴别。根据内镜下所见食管黏膜的损害程度进行反流性食管炎分级，有利于病情判断及指导治疗。目前多采用洛杉矶分级法：

正常：食管黏膜没有破损。

A 级：1 个或 1 个以上食管黏膜破损，长径<5mm。

B 级：1 个或 1 个以上黏膜破损，长径>5mm，但没有融合性病变。

C 级：黏膜破损有融合，但<75%的食管周径。

D 级：黏膜破损融合，至少达到 75%的食管周径。

(2) 24 小时食管 pH 监测

为诊断胃食管反流病的重要检查方法。常用的观察指标有 24 小时内 pH<4 的总百分时间、pH<4 的次数、持续 5 分钟以上的反流次数以及最长反流时间等。注意检查前 3 日应停用抑酸药与促胃肠动力的药物。

(3) 食管吞钡 X 线检查

对诊断反流性食管炎的敏感性不高，适用于不愿接受或不能耐受内镜检查者，其目的主要是排除食管癌等其他食管疾病。严重反流性食管炎可发现阳性 X 线征。

(4) 食管滴酸试验

在滴酸过程中，出现胸骨后疼痛或胃灼热感的患者为阳性，且多在滴酸最初 15 分钟内出现。

(5) 食管测压

可测定食管下端括约肌（LES）的长度和部位、LES 压、LES 松弛压、食管体部压力及食管上括约肌压力等。LES 静息压为 10~30mmHg，如<6mmHg 易导致反流。

【治疗原则】

（1）改变生活方式

抬高床头、睡前 3 小时不再进食、避免高脂肪食物、戒烟酒及减肥等生活方式的改变可使一部分 GERD 患者从中获益，但不能控制多数患者的症状。

（2）药物治疗

1）抑制胃酸分泌：为目前治疗 GERD 的基本方法，药物包括 H_2 受体阻滞剂（H_2RA）和质子泵抑制剂（PPI）等。

①初始治疗：西咪替丁、雷尼替丁、法莫替丁和尼扎替丁仅适用于轻至中度 GERD 的初始治疗和症状短期缓解。疗程 8~12 周。

PPI 包括奥美拉唑、兰索拉唑、泮托拉唑、雷贝拉唑和埃索美拉唑等，治疗 GERD 的疗效已在世界各国得到认可，并且对于 H_2 受体阻滞剂抵抗的 EE 患者同样有效。一般按治疗消化性溃疡的常规用量给药，疗程 4~8 周。对个别疗效不佳者可加倍剂量或与促胃肠动力药联合使用，并适当延长疗程。

②维持治疗：停药后很快复发且症状持续者，往往需要长程维持治疗；有食管炎并发症，如食管溃疡、食管狭窄、Barrett 食管者，肯定需要长程维持治疗。H_2RA 和 PPI 均可用于维持治疗，其中以 PPI 效果最好。维持治疗的剂量因患者而异，以调整至患者无症状之最低剂量为最适剂量；对无食管炎的患者也可考虑采用按需维持治疗，即有症状时用药，症状消失时停药。

2）促动力药物治疗：如多潘立酮、莫沙必利、依托必利等，只适用于轻症患者，或作为与抑酸药合用的辅助治疗。

（3）手术治疗

抗反流手术的疗效与 PPI 相当，但术后有一定的并发症。对于需要长期使用大剂量 PPI 维持治疗的患者，可以根据患者的意愿决定是否行抗反流手术。对确诊由反流引起的严重呼吸道疾病患者，PPI 疗效欠佳者，宜考虑行抗反流手术。

（4）内镜治疗

短期初步研究提示，内镜下治疗可以改善 GERD 症状评分，提高患者满意度及生活质量，并可减少 PPI 的用量。伴有异型增生和黏膜内癌的 Barrett 食管（BE）患者，超声内镜检查排除淋巴结转移后可考虑内镜切除术。

总之，大多数 GERD 患者的症状和食管黏膜损伤可以通过药物治疗得到控制。当患者对药物治疗无效时，应当重新考虑诊断是否正确。适时调整药物及剂量是提高治疗 GERD 疗效的重要措施之一。手术治疗和内镜下治疗应综合考虑后再慎重做出决定。

【护理诊断】

（1）胸痛	**（2）知识缺乏**
与反流物刺激有关。	缺乏有关疾病的病因及防治知识。
（3）吞咽障碍	**（4）焦虑**
与反流引起食管狭窄有关。	与病情长、症状持续、生活质量受影响有关。

【护理措施】

（1）告诉患者引起胃食管反流病的病因，帮助患者寻找并及时去除致病因素，控制病情的发展。

（2）进餐后不宜立即平卧，睡前 2 小时不进食。

（3）控制体重，避免便秘及紧束腰带等。

（4）与患者一起制订饮食计划，指导患者合理、规律进食。鼓励患者进食低脂饮食，避免进食巧克力、咖啡、浓茶等高脂肪、高热量饮食及油腻辛辣刺激性食物，戒烟禁酒。

（5）消除并缓解患者的紧张焦虑情绪。分散患者注意力，减少各种精神刺激，指导患者提高心理防御机制，使其积极主动的参与治疗和护理。

（6）睡觉时将床头抬高 15~20cm。

（7）改变不良睡姿，例如，睡觉时将两臂上举或将其枕于头下。

（8）遵医嘱用药，避免乱服药物。

【健康教育】

（1）疾病知识指导

改变生活方式或生活习惯对多数患者能起到一定的疗效，应向患者及家属介绍 GERD 的有关知识，指导其了解并避免导致 LES 压降低的各种因素，例如，避免摄入过多促进反流和胃酸过量分泌的高脂肪食物；鼓励患者咀嚼口香糖，增加唾液分泌中和反流物；适当控制体重，减少腹部脂肪过多引起的腹压增高；平时避免重体力劳动和高强度体育锻炼等。

（2）用药指导与病情监测

指导患者严格按医嘱规定的剂量、用法服药，了解药物的主要不良反应。应用制酸药的患者，治愈后逐渐减少剂量直至停药或者改用缓和的其他制剂再逐渐停药。平时自备达喜、硫糖铝等碱性药物，出现不适症状时可服用。出现胸骨后灼热感、胸痛、吞咽不适等症状加重时应及时就诊。

第二节　贲门失弛缓症

贲门失弛缓症又称贲门痉挛、巨食管，是食管贲门部的神经肌肉功能障碍所致的食管功能性疾病。其主要特征是食管缺乏蠕动，食管下端括约肌（LES）高压和对吞咽动作的松弛反应减弱。食物滞留于食管腔内，逐渐导致伸长和屈曲，可继发食管炎及在此基础上可发生癌变，癌变率为 2%~7%。

失弛缓症的病因迄今不明。一般认为是神经肌肉功能障碍所致。其发病与食管肌层内 Auerbach 神经节细胞变性、减少或缺乏以及副交感神经分布缺陷有关，或许病因与免疫因素有关。

【临床表现】

（1）吞咽困难

无痛性吞咽困难是最常见、最早出现的症状，占 80%~95%。起病症状表现多较缓慢，但亦可较急，多呈间歇性发作，常因情绪波动、发怒、忧虑、惊骇或进食生冷和辛辣等刺激性食物而诱发。

（2）食物反流和呕吐

发生率可达 90%。呕吐多在进食后 20~30 分钟内发生，可将前一餐或隔夜食物呕出。呕吐物可混有大量黏液和唾液。当并发食管炎、食管溃疡时，反流物可含有血液。患者可因食物反流、误吸而引起反复发作的肺炎、气管炎，甚至支气管扩张或肺脓肿。

（3）疼痛

40%～90%的贲门失弛缓症患者有疼痛的症状，性质不一，可为闷痛、灼痛、针刺痛、割痛或锥痛。疼痛部位多在胸骨后及中、上腹；也可在胸背部、右侧胸部、右胸骨缘以及左季肋部。疼痛发作有时酷似心绞痛，甚至舌下含硝酸甘油片后可获缓解。

（4）体重减轻

体重减轻与吞咽困难影响食物的摄取有关。病程长久者可有体重减轻、营养不良和维生素缺乏等表现，而呈恶病质者罕见。

（5）其他

贲门失弛缓症患者偶有食管炎所致的出血。在后期病例，极度扩张的食管可压迫胸腔内器官而产生干咳、气短、发绀和声嘶等。

【辅助检查】

（1）食管钡餐 X 线造影

吞钡检查见食管扩张、食管蠕动减弱、食管末端狭窄呈鸟嘴状、狭窄部黏膜光滑，是贲门失弛缓症患者的典型表现。

Henderson 等将食管扩张分为 3 级：Ⅰ级（轻度），食管直径<4cm；Ⅱ级（中度），直径 4～6cm；Ⅲ级（重度），直径>6cm，甚至弯曲呈 S 形。

（2）食管动力学检测

食管下端括约肌高压区的压力常为正常人的 2 倍以上，吞咽时下段食管和括约肌压力不下降。中、上段食管腔压力亦高于正常。

（3）胃镜检查

检查可排除器质性狭窄或肿瘤。在内镜下贲门失弛缓症表现特点：

1）大部分患者食管内见残留有中到大量的积食，多呈半流质状态覆盖管壁，且黏膜水肿增厚致使失去正常的食管黏膜色泽。

2）食管体部见扩张，并有不同程度的扭曲变形。

3）管壁可呈节段性收缩环，似憩室膨出。

4）贲门狭窄程度不等，直至完全闭锁不能通过。应注意的是，有时检查镜身通过贲门感知阻力不甚明显时易忽视该病。

【治疗原则】

贲门失弛缓症治疗的目的在于降低食管下端括约肌压力，使食管下段松弛，从而解除功能性梗阻，使食物顺利进入胃内。

（1）保守治疗

对轻度患者应解释病情，安定情绪，少食多餐，细嚼慢咽，并服用镇静解痉药物，如钙离子通道阻滞剂（如硝苯地平等），部分患者症状可缓解。为防止睡眠时食物溢流入呼吸道，可用高枕或垫高床头。

（2）内镜治疗

随着微创观念的深入，新的医疗技术及设备不断涌现，内镜下治疗贲门失弛缓症得到广泛应用，并取得很多新进展。传统内镜治疗手段主要包括内镜下球囊扩张和支架植入、镜下注射 A 型肉毒杆菌毒素、内镜下微波切开和硬化剂注射治疗等。

（3）手术治疗

对中、重度及传统内镜下治疗效果不佳的患者应行手术治疗。贲门肌层切开术（Heller 手术）仍是目前最常用的术式。可经胸或经腹手术，也可在胸腔镜或者腹腔镜下完成。远期并发症主要是反流性食管炎，故有人主张附加抗反流手术，如胃底包绕食管末端 360°（Nissen 手术）、270°（Belsey 手术）、180°（Hill 手术），或将胃底缝合在食管腹段和前壁（Dor 手术）。

经口内镜下肌切开术（POEM）治疗贲门失弛缓症取得了良好的效果。POEM 手术无皮肤切口，通过内镜下贲门环形肌层切开，最大限度地恢复食管的生理功能并减少手术的并发症，术后早期即可进食，95% 的患者术后吞咽困难得到缓解，且反流性食管炎的发生率低。由于 POEM 手术时间短，创伤小，恢复特别快，疗效可靠，可能是目前治疗贲门失弛缓症的最佳选择。

【护理诊断】

（1）疼痛

与胃酸、大量食物和分泌物长期滞留食管，刺激食管黏膜发生食管炎、食管溃疡以及基底内暴露的神经末梢有关。食管炎症可降低神经末梢的痛阈以及食管黏膜的抗反流防御机制。

（2）营养失调

与吞咽困难、因胸骨后不适惧怕进食有关。

（3）焦虑

与病程长、症状反复、生活质量降低有关。

（4）窒息

与食物难以通过狭窄的贲门、食物积聚发生呕吐、食物反流误入气管有关。

【护理措施】

（1）一般护理

1）指导患者少量多餐，每2~3小时1餐，每餐200ml，避免食物温度过冷或过热，注意细嚼慢咽，减少食物对食管的刺激。

2）禁食酸、辣、煎炸、生冷食物，忌烟酒。

3）指导服药及用药方法，常用药物有硝苯地平（心痛定）、异山梨酯（消心痛）、多潘立酮（吗丁啉）、西沙必利等。颗粒药片一定碾成粉末，加凉开水冲服。

4）介绍食管-贲门失弛缓症的基本知识，让患者了解疾病的发展过程和预后。

（2）疼痛护理

遵医嘱给予硝酸甘油类药物，其有弛缓平滑肌作用，改善食管的排空。

（3）术前护理

术前使用内镜下球囊扩张治疗贲门失弛缓症。

1）告知患者球囊扩张治疗不需开刀，痛苦少，改善症状快，费用低。

2）详细介绍球囊扩张术的操作过程及注意事项。尽可能让患者与治愈的患者进行咨询、交流，以消除其顾虑、紧张的情绪，能够主动配合医师操作，达到提高扩张治疗的成功率。

3）术前1天进食流质，术前禁食12小时，禁水4小时。对部分病史较长、食管扩张较严重者需禁食24~48小时。

（4）术后护理

术后使用内镜下球囊扩张治疗贲门失弛缓症。

1）术后患者应绝对卧床休息，取半卧位或坐位，平卧及睡眠时也要抬高头部15°~30°，防止胃食物反流。

2）术后12小时内禁食。12小时后患者若无不适可进温凉流质，术后3天进固体食物。

3）餐后1~2小时内不宜平卧，进食时尽量取坐位。

（5）并发症观察

扩张术的并发症主要有出血、感染、穿孔等。术后应严密监测生命体征，密切观察患者胸痛的程度、性质、持续时间。注意观察有无呕吐及呕吐物、粪便的颜色及性质。轻微胸痛及少量黑便一般不需特殊处理，1~3天会自行消失。

【健康教育】

（1）简介疾病知识

贲门失弛缓症是一种原发的病因不明的食管运动功能障碍性疾病，而且不易治愈。其特性是食管体部及食管下端括约肌（LES）解剖区域分布的神经损害所致。贲门失弛缓症是临床上较少见的疾病，很难估计其发病率及流行病情况，因为有的患者临床症状很轻微而没有就诊。许多学者的流行病学研究都是回顾性的，一般认为其发生率为每年（0.03~1.5）/10万人，且无种族、性别差异，发病年龄有两个峰值，即20~40岁及70岁。贲门失弛缓症如果不治疗，其症状会逐渐加重。因此，早期进行充分的治疗能减轻疾病的进展，并防止发生并发症。另外，如果不改善食管LES排空障碍减轻梗阻可能会使病情恶化导致巨食管症。

（2）饮食指导

1）扩张术后患者在恢复胃肠道蠕动后，可先口服少许清水进行观察，然后进食半量流质，少食多餐，无特殊不适，逐步进全量流质再过渡到半流质饮食，直至普食。

2）饮食以易消化、少纤维的软食为宜，细嚼慢咽，并增加水分摄入量，忌进食过多、过饱，避免进食过冷或刺激性食物。

3）患者进食时注意观察是否有咽下困难等进食梗阻症状复发，必要时给予胃动力药或作进一步处理。出院后可进软食1个月，再逐步恢复正常饮食。

（3）出院指导

嘱患者生活起居有规律，避免感染，避免暴饮暴食，少进油腻食物。不穿紧身衣服，保持心情愉快，睡眠时抬高头部。有反酸、胃灼热、吞咽困难等症状随时就诊，定期复查。

第三节　食　管　癌

食管癌是指从下咽到食管胃结合部之间食管上皮来源的癌，发病部位以食管中段居多，下段次之，上段最少。食管癌属于恶性肿瘤，以鳞状上皮癌多见。最典型的临床症状是进行性吞咽困难。

食管癌发病年龄多在40岁以上，男性多于女性，其发生与亚硝胺、真菌、营养不良、微量元素缺乏、食管损伤和慢性炎症、遗传因素等相关，发病机制较为复杂。

【临床表现】

（1）早期症状

1）吞咽食物哽噎感：偶尔出现，且不影响进食。

2）胸骨后或上腹部疼痛不适：多伴有咽下痛。

3）食管内异物感：多为吐不出、咽不下的不适感。

4）咽喉部干燥与紧缩感。

5）食物通过缓慢并有滞留感。

（2）中、晚期食管癌的症状

1）进行性吞咽困难：是最常见最典型的症状，代表着食管腔的狭窄梗阻程度。

2）呕吐黏液。

3）胸背或咽下疼痛。

4）转移性症状和体征：①颈部肿块；②声嘶；③压迫症状：压迫颈交感神经，压迫气管、支气管；侵犯膈神经、迷走神经，压迫上腔静脉；侵犯胸膜、脊柱，累及臂丛神经等；④转移至肝、肺、脑等引起的相应症状。

5）食管出血。

6）食管穿孔：食管-气管或支气管瘘；食管-主动脉、食管-肺、食管-纵隔瘘等。

【TNM 分类及分期】

（1）TNM 分类系统

1）肿瘤浸润（T）——原发肿瘤浸润的深度

T_0：没有原发肿瘤的证据。

Tis：原位癌，上皮内肿瘤。

T_1：肿瘤只侵犯黏膜或黏膜下。

T_2：肿瘤侵犯固有肌层。

T_3：肿瘤侵犯外膜。

T_4：肿瘤侵犯邻近脏器。

2）区域性淋巴结受累（N）——恶性播散到局部或区域的淋巴结

N_0：没有局部或区域淋巴结的转移。

N_1：发现一个或更多恶性淋巴结受累。

Nx：不能评价淋巴结浸润。

3）远处转移（M）

M_0：没有远处转移。

M_1：有远处转移。

Mx：不能评价转移。

（2）基于 TNM 标准的食管癌分期（表 3-1）

表 3-1 基于 TNM 标准的食管癌分期

分期	肿瘤浸润深度	淋巴结侵犯	转移性疾病
0 期	Tis	N_0	M_0
I 期	T_1	N_0	M_0
II A 期	T_2/T_3	N_0	M_0
II B 期	T_1/T_2	N_1	M_0
III 期	T_3	N_1	M_0
	T_4	任何 N 期	M_0
IV 期	任何 T 期	任何 N 期	M_1

【辅助检查】

(1) 细胞学检查

拉网细胞学检查采取脱落细胞标本直接涂片是诊断早期食管癌的可靠方法。诊断阳性率可达 80% 以上，目前主要用来对食管癌高危人群进行筛选和普查。

(2) 食管内镜检查

1) 早期食管癌的内镜表现和分型：病变局限于食管黏膜内及黏膜下层，主要特征为局限性充血、浅表性糜烂、粗糙不平等黏膜浅表病变，分为充血型、糜烂型、斑块型、乳头型。内镜下活检病理证实可确诊。

2) 中、晚期食管癌的内镜表现和分型：具有肿块突出或有深溃疡、管腔狭窄的特点，分为肿块型、溃疡型、肿块浸润型、溃疡浸润型和周围狭窄型。食管癌的内镜活检率>90%。

3) 食管癌的特殊内镜检查：①染色内镜检查法：卢戈（Lugol）液染色法、甲苯胺蓝染色法和甲苯胺蓝-Lugol 液双重染色法，可极大提高早期病变的检出率；②超声内镜检查（EUS）：能清楚地显示出癌组织侵犯食管壁的深度和范围、周围器官和淋巴结有无转移。EUS 和 CT 在研究食管癌分期中可以互补。

（3）X 线检查

1）中、晚期癌主要表现：①食管黏膜皱襞增粗、中断、紊乱以至消失；②龛影形成；③管腔充盈缺损及狭窄改变；④管腔僵硬、食管舒张度及蠕动度减低以至消失；⑤软组织肿块致密阴影；⑥钡剂通过减慢或排空障碍。

2）早期癌主要表现：黏膜皱襞增粗、中断及迂曲，小的龛影，小的充盈缺损。

（4）CT 检查

食管癌 CT 检查主要适用于中、晚期食管癌患者。CT 显示管壁环行增厚，或偏心的不规则增厚，或呈现整个肿瘤团块。可显示食管腔外部肿瘤与周围组织、邻近器官的关系。肿瘤可以压迫、推移气管或主支气管，甚而突入气管腔内；也可以侵及包绕主动脉。当肿瘤与周围脏器分界不清时应高度考虑浸润发生。CT 还可显示有无淋巴结转移，以利于对食管癌进行分期。

食管癌 CT 分期：

Ⅰ期：癌瘤限于食管腔内，管壁不增厚，无纵隔内蔓延或转移。

Ⅱ期：食管壁增厚超过 5mm，未向外浸润。

Ⅲ期：癌瘤直接浸润周围组织，并有局部纵隔淋巴结转移，无远处转移。

Ⅳ期：癌瘤有远处转移。

【治疗原则】

根治本病的关键是对食管癌的早期诊断和治疗。治疗方法包括手术、放疗、化疗、内镜下治疗和综合治疗。

（1）手术治疗

我国食管癌外科手术切除率已达 80%～90%，术后 5 年存活率已达 30% 以上，且早期切除常可达到根治效果。

（2）放射治疗

主要适用于手术难度大的上段食管癌和不能切除的中、下段食管癌。上段食管癌放疗效果与手术相似，故放疗作为首选。手术前放疗可使癌块缩小，提高切除率和存活率。

（3）化学治疗

一般用于食管癌切除术后，联合用药。

（4）综合治疗

通常是放疗加化疗，二者可同时进行，也可序贯应用，能提高食管癌的局部控制率，减少远处转移，延长生存期。化疗可加强放疗的作用，但严重不良反应的发生率较高。

（5）内镜介入治疗

1）对于高龄或因其他疾病不能行外科手术的早期食管癌患者，内镜治疗是一项有效的治疗手段。①内镜下黏膜切除术：适用于病灶<2cm，无淋巴转移的黏膜内癌；②内镜下消融术：Nd：YAG激光、微波等亦有一定疗效，缺点是治疗后不能得到标本用于病理检查。

2）进展期食管癌：①单纯扩张：方法简单，但作用时间短且需反复扩张，对病变范围广泛者常无法应用；②食管内支架置放术：是在内镜直视下放置合金或塑胶的支架，是治疗食管癌性狭窄的一种姑息疗法，可达到较长时间缓解梗阻，提高生活质量的目的，但上端食管癌与食管胃连接部肿瘤者不易放置；③内镜下实施癌肿消融术等。

【护理评估】

（1）一般情况

患者的年龄、性别、职业、婚姻状况、健康史、心理、自理能力等。

（2）身体状况

①进食情况：吞咽困难、可进食物性状，咽下疼痛、呕吐等情况；②全身情况：生命体征、神志、精神状态，有无衰弱、消瘦、恶病质、水与电解质平衡紊乱等表现；③评估疾病临床类型、严重程度及病变范围。

【护理诊断】

（1）营养失调：低于机体需要量

与进行性咽下困难，摄入量不足有关。

（2）咽喉疼痛

与癌肿糜烂、溃疡有关。

（3）活动无耐力

与化疗及放疗所致食欲下降有关。

（4）预感性悲哀

与疾病晚期，对治疗失去信心有关。

【护理措施】

（1）饮食护理

因不同程度吞咽困难而出现摄入不足、营养不良及水、电解质失衡，导致机体对手术的耐受力下降，故应保证患者摄入足够的营养素。

1）口服：能口服者，进食高热量、高蛋白质、丰富维生素的流质或半流质饮食，当患者进食时感食管黏膜有刺痛，可给予清淡无刺激的食物；不易进食较大、较硬的食物，可食半流质或水分多的软食。

2）静脉营养：暂时不能经口进食者，可根据情况给予静脉营养支持治疗。

3）胃肠造瘘术后的护理：观察造瘘管周围有无渗出液或渗液漏出。由于胃液对皮肤刺激性较大，应及时更换渗湿的敷料并在瘘口周围涂氧化锌或置凡士林纱布保护皮肤，防止发生皮炎。妥善固定用于管饲的暂时性或永久性胃造瘘管，防止脱出或阻塞。

（2）食管支架置入术前护理

1）护理人员应多关心、安慰、体贴、鼓励患者，首先使患者认识到此种方法对于治疗其自身疾病的重要性和提高其生存质量的意义。帮助患者以科学的态度重新认识疾病和接受治疗，消除恐惧、悲观和紧张心理，以积极主动、战胜疾病的心态接受治疗。使患者术前处于最佳心理状态。

2）同时做好口腔护理及饮食指导，给予静脉营养增强机体抵抗力和对手术的耐受性。

3）术前禁食12小时，术前30分钟常规肌注地西泮，口服润滑镇痛胶囊。

4）协助患者做好术前检查，向患者讲明术前各项检查（血、尿、便三大常规，出凝血时间，肝功能检查，彩超等检查）的意义及注意事项，了解患者有无麻醉药物过敏史。

（3）食管支架置入术中配合

1）配合医师在胃镜直视下将引导钢丝通过狭窄口达胃腔，医师在退出胃镜时要略用力顶住钢丝防止滑出。

2）当扩张器直径由小逐渐加大时，患者出现胸痛，注意观察疼痛情况，如果出现较为剧烈的疼痛应停止操作，严密观察病情变化。

3）支架置入的关键是位置必须正确，这就要求助手必须在术前充分了解患者病情，仔细阅读患者食管 X 线片。狭窄部扩张后，必须从胃镜的刻度牢记狭窄的部位、长度，以配合医师准确定位。

4）支架扩张需 8~10 分钟，退出内部稳定器，必须待支架扩张完全、拔管无阻力时进行，否则可能导致支架移位，手术失败。

（4）食管支架置入术后护理

1）术后鼓励患者多饮水，使支架扩张到最佳状态。

2）尽管狭窄处被支架撑开，但内径有限，一般都在 14mm 大小。因此，嘱患者 1 周内以流食为主，以后可酌情进半流食或软食，并将食物仔细咀嚼，少许慢慢咽下，切勿"狼吞虎咽"式进食，以免引起阻塞。

3）要注意饮食的合理搭配，要富有营养，易消化。

4）忌干、粗糙、黏性、硬性食物，防止食物卡在支架上。

5）应禁食冰冷食物，以防支架变形脱落。因为支架置放后很容易造成胃内容物的反流，引起严重的反流性食管炎，继之发生食管溃疡并发出血及吸入性肺炎，所以嘱患者在进食前要保持相当时间的直立体位（30 分钟左右），睡眠时床头抬高 15°~30°，以防反流。

6）术后卧床休息 3 天，利于黏膜修复和支架与食管相融，避免并发症。

（5）注意观察并发症

主要有食管出血、穿孔及感染。在术后常规给予静脉输液、抑酸、止血并应用抗生素治疗 2~3 天，在术后 3 天重点巡视，密切观察血压、全身情况及有无胸痛、发热、咳嗽、呕血及便血等并发症表现。

（6）用药观察

1）严密观察化疗药物不良反应：①紫杉醇类药物有过敏等毒性反应，需进行预处理，予以心电监护，并注意有无胸闷、气短、呼吸困难、低血压、荨麻疹等反应，一经出现及时处理；②铂类药物有肾毒性，应充分水化并监测肾功能变化；③奈达铂用生理盐水溶解，滴注时间>1 小时；④氟尿嘧啶化疗，静脉慢滴 4~6 小时，指导患者常漱口，经常更换注射部位，防止发生静脉炎。

2）注意用药顺序：先用紫杉醇，后用铂类药，最后用氟尿嘧啶，若有甲酰四氢叶酸钙，则应在氟尿嘧啶前使用。

(7) 放、化疗期间护理

观察放、化疗的不良反应，给予对症处理。合理饮食，鼓励患者摄入高蛋白质、低脂肪、易消化的清淡饮食，多饮水，多食水果，少食多餐。

观察血常规变化，监测体温，预防和控制感染，严格执行无菌操作，注意保暖，做好保护性隔离，预防交叉感染。注意有无皮肤淤斑、牙龈出血、血尿、血便等全身出血倾向。选择合适的给药途径和方法，有计划的合理选择静脉并加以保护，防止发生药物外渗、静脉炎、静脉血栓，必要时行大静脉置管以保护外周血管。

(8) 内镜介入治疗护理

①评估一般情况，向患者及家属讲解内镜治疗的目的、方法、注意事项，消除恐惧、紧张心理；②常规检查血常规、血清四项、凝血四项、肝功能、肾功能、心电图、胸部 X 线片、血型等，必要时备血；③如服用阿司匹林、NASID 类和抗血小板凝集药物者视病情决定术前停药 7~10 天；④术前禁食水 12 小时。送患者至内镜中心进行治疗。术后监测生命体征，卧床休息，保持呼吸道通畅，必要时持续低流量吸氧。视病情禁食水，给予消炎、抑酸、静脉营养支持等治疗。注意观察患者有无呕血、黑便、疼痛等症状，预防出血、穿孔等并发症。

(9) 治疗过程中可能出现的情况及应急措施

1) 支架移位或脱落：向上移位表现为喉部异物感、窒息感，向下移位或脱落多表现为吞咽困难重新出现。一旦发现，应立即通知医师取出，重新放置。

2) 食物嵌顿：进食大块食物或高纤维食物后突发吞咽不畅或不能咽下。一旦发现，应立即通知医师进行处理。

3) 再狭窄：原因为肿瘤不断生长、支架刺激或纤维细胞增殖分化，处理为再扩张。

4) 术后出血：数日后可自行停止，若出血量多，应报告医师，予相应处理。

5) 疼痛：术后轻度疼痛不需处理，若疼痛显著不缓解，应注意观察疼痛的性质、持续时间和部位，警惕因球囊过度充盈膨胀造成食管破裂或穿孔，此时嘱患者立即禁食，并报告医师处理。

6) 胸痛及膨胀感：最常见，多数患者在 1 周内可自行缓解。向患者及家属解释，减轻其精神负担，对不能忍受者适当使用镇静药。

7）发热：①卧床休息，观察体温变化，每 4 小时测体温、脉搏、呼吸 1 次并记录；②必要时应给予物理降温，用酒精或温水擦浴；③指导患者多饮水，成人每日至少 3000ml；④给予口腔护理，大量出汗者要及时更换衣物，避免受寒。

8）反流性食管炎：患者进餐后勿立即卧床，最好采用坐位和半坐位进食，食后坐或站立 1 小时。给予反流性食管炎患者抑酸、黏膜保护剂及胃动力药物治疗，药片碾成粉末吞服，以免发生嵌顿。

【健康教育】

（1）饮食指导

1）术后 1 周内以流质食物为主，逐渐改进半流质、软食等，1 个月后可进普食。

2）进食时细嚼慢咽，少食多餐。饭前、饭后要饮温水 100~200ml 以冲洗食管。

3）避免过冷或过热食物，防止支架变形、移位。禁食硬、粗纤维的食物。禁服用片剂及胶囊药物。

4）病情许可尽量采用坐位或半卧位，进食后勿立即平卧，以免呛入气管及食物反流。

（2）心理指导

食管癌患者往往对进行性加重的吞咽困难、日渐减轻的体重焦虑不安，求生欲望十分强烈，迫切希望能早日手术切除病灶，恢复进食。但对手术的过程、预后及今后的生活质量有所担心，渐出现恐惧、焦虑心理。护士应加强与家属及患者的沟通，减轻患者的焦虑，争取亲属在心理和经济方面的积极支持和配合，解除患者的后顾之忧。

（3）预防

1）不吃发霉变质食物，不吃过热、过烫食物，喝茶、喝粥以 50℃以下为好；不吸烟、不饮烈性酒；防止水源污染、改善水质。

2）咸菜、咸肉等食物中含有致癌物质亚硝酸盐，应少吃。发霉的米、面、花生等食物中含有致癌的黄曲菌素，应忌食。做米饭、煮粥之前要把米淘洗干净，以减少霉变对身体的损害。

3）吃肉不宜过多，可以多吃鱼、虾以满足机体对蛋白质的需求。

4）储存水应隔 2~3 天更换 1 次，存留沉积物中的细菌可使水中的硝酸盐还原成致癌的亚硝酸盐。

5）补充人体所需的微量元素，多食蔬菜、水果，如芹菜、韭菜、鲜枣、红薯等。

6）监视易感人群，普及防癌知识，提高防癌意识。

（4）出院指导

1）保持心情舒畅，以良好的心态积极配合治疗。

2）根据病情适当锻炼，以自身不感疲劳为度。

3）帮助患者建立良好的饮食习惯和规律的作息时间，特别注意进食和休息时的体位。

4）支架置入术只是姑息疗法，患者还需进行严格正规的放化疗。放化疗后继续遵守饮食原则。

5）注意保暖，预防感冒。

6）不食硝酸盐含量过高的食物，戒烟，少饮烈性酒，不吃过冷、过热的食物，不饮热流质饮食，进食速度不宜过快，不能暴饮暴食。

7）术后化疗、放疗期间定期门诊随访。术后初期每 3 个月复查 1 次，1 年后每半年复查 1 次，至少复查 5 年。出现不适及时返院治疗。

第四章　胃疾病的护理

第一节　急性胃炎

急性胃炎是指由各种原因所致的急性胃黏膜炎性病变。临床上急性发病，常表现为上腹部症状。内镜检查可见胃黏膜充血、水肿、出血、糜烂（可伴有浅表溃疡）等一过性病变。病理组织学特征为胃黏膜固有层见到以中性粒细胞为主的炎细胞浸润。

急性胃炎临床主要包括3种：①急性腐蚀性胃炎；②急性单纯性胃炎；③急性糜烂出血性胃炎。其中急性糜烂出血性胃炎的临床意义最大且发生率最高，其以黏膜糜烂、出血为主要表现，临床最常见，本节重点讨论。

【临床表现】

（1）上消化道出血

临床表现重者通常以上消化道出血为首发表现。上述应激因素发生后，常在应激后24小时出现黏膜糜烂，2~4天出现呕血及黑便，也有24小时内或2~3周后发生者，出血量一般不大，常呈间歇性。可伴有上腹隐痛、烧灼痛、腹胀、恶心、呕吐。大量出血者占1%~10%，可出现晕厥或休克等循环血容量不足的表现。体检可有上腹或脐周压痛。

（2）症状与体征

轻者多无症状或仅有上腹不适、疼痛及食欲下降、恶心、呕吐等消化不良表现。胃部出血一般呈少量、间歇，可自行停止。大出血时呈呕血、黑便。持续少量渗血可致贫血。体检可有上腹部轻压痛。

（3）急性单纯性胃炎

起病急，主要表现为上腹饱胀、隐痛、恶心、呕吐，嗳气重者出现血性呕吐物，若由细菌或毒素导致者则于进食后数小时或24小时内发病，并伴有腹泻、发热，严重者出现脱水、酸中毒，甚至休克。

（4）急性糜烂性胃炎

轻者无明显症状，或仅有上腹部不适、食欲缺乏等消化不良症状。严重者起病急骤，在原发病的病程中突发上消化道出血，可有呕血及黑便，一般为少量、间歇性，可自止，但少数也可发生大量出血，甚至出血性休克。

（5）急性腐蚀性胃炎

早期为口腔、咽喉、胸骨后、上腹部剧烈疼痛，咽下困难，伴恶心、呕吐，重者呕血，甚至虚脱或休克，严重者可出现食管穿孔和狭窄。

【辅助检查】

（1）粪便检查

粪便潜血试验阳性。

（2）胃镜检查

因病变（特别是 NSAID 或酒精引起者）可在短期内消失，胃镜检查一般应在大出血后 24~48 小时内进行，镜下可见胃黏膜多发性糜烂、出血灶和浅表溃疡，表面附有黏液和炎性渗出物。一般应激所致的胃黏膜病损以胃体、胃底为主，而 NSAID 或酒精所致者则以胃窦为主。

【治疗原则】

（1）去除病因诱因

如由药物引起者应立即停止用药；酗酒者应戒酒。对症治疗，如上消化道出血、胃酸过多等的治疗。

（2）止血

静脉用抑酸药提高胃内 pH 值；弥漫性胃黏膜出血可用 8mg/dl 去甲肾上腺素冰盐水溶液，分次口服；呕血停止后可予以胃黏膜保护药；小动脉出血者可在胃镜直视下采取金属止血夹、高频电凝、激光凝固或氩离子凝固术（APC）止血，也可用肾上腺素盐水或硬化剂注射，经上述治疗仍未能控制的大出血者，可考虑手术治疗。

（3）急性糜烂出血性胃炎患者	（4）处于急性应激状态的严重疾病患者
应针对原发病和病因采取防治措施。	除积极治疗原发病外，应常规给予抑制胃酸分泌的 H_2 受体阻滞药或质子泵抑制药，或具有黏膜保护作用的硫糖铝作为预防措施。
（5）服用非甾体类抗炎药的患者	（6）已发生上消化道大出血者
应视情况应用 H_2 受体阻滞药、质子泵抑制药或米索前列醇预防。	按上消化道出血治疗原则采取综合措施进行治疗，质子泵抑制药或 H_2 受体阻滞药静脉给药可促进病变愈合及有助于止血，积极补充血容量，必要时输血，纠正休克。积极治疗原发病，去除致病因素。

【护理评估】

（1）健康史

询问患者的饮食习惯、用药史以及有无应激因素等，了解与本疾病有关的诱因。

（2）身体状况

1）观察上腹部不适的部位，疼痛的性质、程度不同，有无上消化道出血等。

2）评估患者有无嗳气、反酸、食欲减退、上腹饱胀、隐痛、恶心、呕吐等胃肠道症状。

3）评估患者有无黑便或呕血，并评估呕吐物和排泄物的量及性状。密切观察各种药物作用和不良反应。

（3）心理-社会状况

评估患者对疾病的认知程度及心理状态，有无焦虑、抑郁等情绪。

【护理诊断】

（1）舒适的改变	（2）知识缺乏
与上腹痛有关。	缺乏关于本病的病因及防治知识。

（3）潜在并发症

上消化道大量出血、水电解质紊乱。

【护理措施】

（1）一般护理

1）休息：患者要注意休息，减少活动，避免劳累。急性出血时应卧床休息。

2）饮食：一般进无渣、温热、半流质饮食。少量出血时可给牛奶、米汤等流质饮食，以中和胃酸，利于胃黏膜的修复。呕血者应暂禁食，可静脉补充营养。

3）环境：为患者创造整洁、舒适、安静的环境，定时开窗通风，保证空气新鲜及温、湿度适宜，使其心情舒畅。

4）观察：出血期间监测生命体征的变化并记录。观察腹痛的性质、部位、是否有压痛及反跳痛，观察有无上消化道出血等并发症，发现异常及时告知医师，并配合处理。

5）出血期间协助患者用生理盐水漱口，每日2次。

6）评估：评估患者的心理状态，有针对性地疏导，解除患者的紧张情绪。

（2）药物治疗的护理

观察药物的作用、不良反应、服用时的注意事项，如抑制胃酸的药物多于饭前服用、抗生素类多于饭后服用；并询问患者有无过敏史，严密观察用药后的反应；应用止泻药时应注意观察排便次数，观察粪便的颜色、性状及量，腹泻控制后及时停药；保护胃黏膜的药物多是餐前服用，个别药例外；应用解痉镇痛药，如山莨菪碱或阿托品，使用后会出现口干等不良反应，并且青光眼及前列腺肥大者禁用。保证患者每日的液体入量，根据患者情况和药物性质调节滴注速度，合理安排所用药物的前后顺序。

（3）高热的护理

高热39℃以上者，应行物理降温，如头置冰袋或用冰水冷敷，用酒精或温水擦浴。效果不理想者，遵医嘱给予解热药。对畏寒患者应注意保暖。患者退热时往往大量出汗，应及时给予更换衣裤、被盖，并进行保暖，防止湿冷受寒而感冒。

（4）消化道出血的急救与护理

1）患者有呕血、便血等出血病史，出现面色苍白，表情淡漠，出冷汗，脉搏细数，肠鸣音亢进，应首先考虑有出血情况，严密观察血压。

2）患者出现呕血，立即去枕平卧，头偏向一侧，绝对卧床，禁食，及时备好吸引器。

3）立即通知值班医师或主管医师。

4）迅速建立静脉通路（大号针头），同时验血型、交叉配血，加快患者的输液速度，如已有备血立即取血。

5）测血压、脉搏、体温，每隔 15~30 分钟监测 1 次，并做好记录。

6）给予吸氧，保持呼吸道通畅，同时注意保暖。

7）密切观察病情变化，注意呕吐物及粪便的颜色、性质、量，做好记录。

8）食管静脉曲张破裂出血，备好三腔二囊管，配合医师置三腔二囊管进行止血。

9）按医嘱给予止血药及扩容药。

10）正确记录 24 小时出入量，必要时留置导尿，做好重症护理记录。做好心理指导，消除紧张、焦虑情绪。如经内科治疗出血不止，应考虑手术治疗，做好术前准备。

（5）预防窒息及抢救护理

1）应嘱患者呕血时不要屏气，尽量将血轻轻呕出，以防窒息。

2）准备好抢救用品，如吸引器、鼻导管、气管插管和气管切开包等。

3）出现窒息时立即开放气道，上开口器。

4）立即清除口腔、鼻腔内血凝块，用吸引器吸出呼吸道内的血液及分泌物。

5）迅速抬高患者床尾，使其成头低足高位。如患者意识清楚，鼓励用力咳嗽，并用手轻拍背部帮助支气管内淤血排出。如患者意识不清则应迅速将患者上半身垂于床边并一手托扶，另一手轻拍患侧背部。

6）清除患者口、鼻腔内的淤血。用压舌板刺激其咽喉部，引起呕吐反射，使其能咯出阻塞于咽喉部的血块，对牙关紧闭者用开口器及舌钳协助。

7）如以上措施不能使血块排出，应立即用吸引器吸出淤血及血块，必要时立即行气管插管或气管镜直视下吸取血块。气道通畅后，若患者自主呼吸未恢复，应行人工呼吸，给予高流量吸氧或按医嘱应用呼吸中枢兴奋药。

（6）腹痛的护理

1）应观察腹痛发生的时间、部位、性质、程度，是否有发热、腹泻、呕吐等伴随症状和体征。

2）明确诊断后可遵医嘱给予局部热敷、按摩、针灸，或给予镇痛药物等缓解腹痛症状，同时应安慰、陪伴患者以使其精神放松，消除紧张、恐惧心理，保持情绪稳定，以增强患者对疼痛的耐受性。

3）非药物镇痛方法：可以用分散注意力法，如数数、谈话、深呼吸等。

4）行为疗法：如放松技术、冥想、音乐疗法等。

（7）恶心、呕吐与上腹不适的护理

1）评估症状是否与精神因素有关，关心和帮助患者，消除紧张情绪。

2）观察患者呕吐的次数及呕吐物的性质、量。

3）及时为患者清理呕吐物、更换衣物，协助患者采取舒适体位。

4）避免不良刺激。严重呕吐患者要密切观察，及时纠正水、电解质平衡紊乱。一般呕吐物为消化液和食物时有酸臭味，混有大量胆汁时呈绿色，混有血液呈鲜红色或棕色残渣。

（8）呕血、黑便的护理

1）排除鼻腔出血及进食大量动物血、铁剂等所致呕吐物呈咖啡色或黑便。

2）观察患者呕血与黑便的颜色、性状和量的情况，必要时遵医嘱给予输血、补液、补充血容量治疗。

【健康教育】

（1）饮食指导

1）急性期病情较重，排便次数多，常伴呕吐，严重者会出现脱水和电解质紊乱。此时应禁食，使胃肠道彻底休息，依靠静脉输液补充水和电解质。

2）病情较轻的患者，可饮糖盐水，补充水和盐，纠正水盐代谢紊乱。

3）病情缓解后的恢复期，首先试食流质饮食。

4）一般患者呕吐停止后可选用清流质软食，注意少量多餐，以每日6~7餐为宜。开始可给少量米汤、藕粉、杏仁霜等，待症状缓解，排便次数减少，可改为全流质食物。

5）尽量少用产气及其他含脂肪多的食物，如牛奶及其他奶制品、蔗糖、过甜食物以及肉类。

(2) 心理指导

1）解释症状出现的原因：患者因出现呕血、黑便或症状反复发作而产生紧张、焦虑、恐惧心理。护理人员应向其耐心说明出血原因，并给予解释和安慰。应告知患者，通过有效治疗，出血会很快停止，并通过自我护理和保健，可减少疾病的复发。

2）心理疏导：耐心解答患者及家属提出的问题，向患者解释精神紧张不利于呕吐的缓解，特别是有的呕吐与精神因素有关，紧张、焦虑还会影响食欲和消化能力，而树立信心及情绪稳定则有利于症状的缓解。

3）应用放松技术：利用深呼吸、转移注意力等放松技术，减少呕吐的发生。

(3) 出院指导

向患者及家属进行卫生宣传教育，本病是胃的一种急性损害，只要去除病因和诱因就能治愈，也可以防止其发展为慢性胃炎。应向患者及家属讲明病因，如是药物引起，应告诫今后禁用此药；如疾病需要必须使用，应遵医嘱配合服用制酸药以及胃黏膜保护药。指导患者饮食要有规律性，少食多餐，避免刺激性食物和对胃有损害的药物，或遵医嘱从小量开始、饭后服药；要节制烟、酒。遵医嘱坚持服药，如有不适，及时来医院就诊，并定期门诊复查。嘱患者进食要有规律，避免食生、冷、硬及刺激性食物和饮料。

第二节　慢性胃炎

慢性胃炎是指不同病因引起的胃黏膜的慢性炎症或萎缩性病变，是一种常见病、多发病，其发病率在各种胃病中居首位。男性多于女性，任何年龄都可发病，并随着年龄增长发生率逐渐增高。

根据悉尼新的胃炎系统和我国 2006 年颁布的《中国慢性胃炎共识意见》标准，由内镜及病理组织学变化，慢性胃炎可分为慢性非萎缩性（浅表性）胃炎、慢性萎缩性胃炎和一些特殊类型胃炎。

【临床表现】

慢性胃炎进展缓慢，病程迁延，缺乏特异性症状。70%~80% 的患者可无任何症状，部分患者有上腹痛或不适、饱胀、恶心、呕吐、嗳气、反酸、食欲不振等非特异性的消化不良表现，症状无节律性，与进食或食物种类有关。症状的有无和严重程度与慢性胃炎的内镜所见和组织病理学分级无明显相关性。胃黏膜糜烂者可有少量上消化道出血。自身免疫性胃炎可出现畏食、贫血和体重减轻。患者体征多不明显，有时可有上腹轻压痛。

【辅助检查】

（1）胃镜及胃黏膜活组织检查

是最可靠的诊断方法。通过胃镜在直视下观察黏膜病损。慢性非萎缩性胃炎可见红斑（点、片状或条状）、黏膜粗糙不平、出血点（斑）；慢性萎缩性胃炎可见黏膜呈颗粒状、黏膜血管显露、色泽灰暗、皱襞细小。两种胃炎皆可见伴有糜烂、胆汁反流。在充分活组织检查基础上以病理组织学诊断明确病变类型，并可检测幽门螺杆菌。

（2）幽门螺杆菌检测

可通过侵入性（如快速尿素酶测定、组织学检查等）和非侵入性（如 ^{13}C 或 ^{14}C 尿素呼气试验等）方法检测幽门螺杆菌。

（3）血清学检查

自身免疫性胃炎时，抗壁细胞抗体和抗内因子抗体可呈阳性，血清促胃液素水平明显升高。多灶萎缩性胃炎时，血清促胃液素水平正常或偏低。

（4）胃液分析

自身免疫性胃炎时，胃酸缺乏；多灶萎缩性胃炎时，胃酸分泌正常或偏低。

【治疗原则】

（1）根除幽门螺杆菌感染

对幽门螺杆菌感染引起的慢性胃炎是否应常规根除幽门螺杆菌一直存在争论。根据 2006 年全国慢性胃炎共识意见，建议根除幽门螺杆菌治疗适用于：①伴有胃黏膜糜烂、萎缩及肠化生、异型增生；②有消化不良症状者；③有胃癌家族史。

目前多采用的治疗方案为一种胶体铋剂或一种质子泵抑制剂加两种抗菌药物，如常用胶体次枸橼酸铋（CBS），每次 240mg，每天 2 次，与阿莫西林（每次 500～1000mg，每天 2 次）及甲硝唑（每次 200mg，每天 4 次）3 药联用，2 周为 1 个疗程。抗生素还有克拉霉素（甲红霉素）、呋喃唑酮等。

（2）对症处理

根据病因给予对症处理。如因非甾体类抗炎药引起，应停药，并给予抗酸药；如因胆汁反流，可用氢氧化铝凝胶吸附，或予以硫糖铝及胃动力药以中和胆盐，防止反流；有胃动力学改变，可服用多潘立酮、西沙必利等。

（3）自身免疫性胃炎的治疗

目前尚无特异治疗，有恶性贫血可肌内注射维生素 B_{12}。

（4）胃黏膜异型增生的治疗

除给予上述积极治疗外，关键在于定期随访。对肯定的重度异型增生可选择预防性内镜下胃黏膜切除术。

【护理评估】

（1）健康史

1）评估既往疾病史、既往手术史、用药史、饮食习惯、烟酒嗜好、营养状况、最近劳累程度等。

2）评估发病的原因、心理状况、家庭支持情况及家族史。

3）评估常见消化性溃疡的病因：幽门螺杆菌感染，使用非甾体类抗炎药，胃酸、胃蛋白酶自身消化，遗传因素，胃及十二指肠运动异常，应激紧张，烟酒嗜好等。

（2）身体状况

1）评估面色、有无休克征象：急性大量出血一般表现为头晕、心悸、乏力，突然起立发生晕厥、口渴、肢体湿冷、心率加快、血压偏低等。休克时表现为烦躁不安或意识不清、面色苍白、四肢湿冷、口唇发绀、呼吸急促、血压下降、脉压变小、心率加快、尿量减少等。

2）鉴别胃炎疼痛与溃疡疼痛，询问疼痛的性质、程度及部位。

【护理诊断】

（1）腹痛

与胃黏膜炎性病变有关。

（2）营养失调：低于机体需要量

与厌食及消化吸收不良等有关。

（3）焦虑

与病情反复、病程迁延有关。

（4）活动无耐力

与自身免疫性胃炎致恶性贫血有关。

（5）知识缺乏

缺乏对慢性胃炎病因和预防知识的了解。

【护理措施】

（1）一般护理

1）休息：指导患者急性发作时卧床休息，并可用转移注意力、做深呼吸等方法来减轻疼痛。恢复期患者应避免劳累，注意劳逸结合，保证充分的休息。

2）饮食

①急性发作时可给予少渣半流食，恢复期患者指导其服用富含营养、易消化的食物，避免食用辛辣、生冷等刺激性食物及浓茶、咖啡等饮料。

②嗜酒患者嘱其戒酒。

③指导患者加强饮食卫生，并养成良好的饮食习惯，定时进餐、少量多餐、细嚼慢咽。

④胃酸缺乏者可酌情食用酸性食物，如山楂、食醋等。

⑤饮食要有规律性，选择具有丰富维生素、蛋白质、易消化食物，避免进食粗糙、辛辣、坚硬的食物；要少食多餐，避免暴饮暴食。

3）活动：病情缓解时，进行适当的锻炼，以增强机体抵抗力。嘱患者生活要有规律，避免过度劳累，注意劳逸结合。

4）环境：为患者创造良好的休息环境，定时开窗通风，保证病室的温、湿度适宜。

5）基础护理：除日常漱洗外，定时沐浴、洗头、剪指（趾）甲、理发、剃须、更衣。重症卧床者做床上擦浴、更衣和换被单。长期卧床者制订预防压疮的措施，定时翻身、变换体位、受压部位以温水擦拭及按摩，保持床位平整、清洁、干燥、舒适。

（2）对症护理

主要是减少或避免损害胃的因素：如有胆汁反流应遵医嘱使用考来烯胺等；因其他疾病需用阿司匹林、激素、铁剂等对胃损害较大的药物时嘱患者饭后服用，或从小剂量开始，对幽门螺杆菌感染者遵医嘱使用抗菌药物。

（3）药物治疗的护理

1）抗酸分泌治疗：临床常用抑制胃酸分泌药物 H_2 受体阻滞剂（如雷尼替丁、西咪替丁等）和质子泵抑制剂（如奥美拉唑、泮托拉唑、雷贝拉唑等），胃溃疡质子泵抑制药的疗程一般为 6~8 周，十二指肠溃疡质子泵抑制剂的服药疗程为 4~6 周，质子泵抑制剂需饭前30分钟服用。

2）保护胃黏膜治疗：胃黏膜保护剂主要有硫糖铝、达喜等，达喜一般饭后 2 小时嚼服。

（4）病情观察

观察患者对慢性胃炎的病因、诱因的了解情况，了解患者对如何防治慢性胃炎的基本知识的掌握情况，例如，饮食方面应注意什么、为什么要戒烟酒等。有无腹痛及腹痛的性质、部位、时间、程度以及疼痛的规律性和与饮食的关系。粪便的性质、便潜血和肠鸣音情况。有无头晕、心悸、出汗、黑便等症状，有无出血的可能。有无腹胀、嗳气、反酸、恶心、呕吐，呕吐后症状是否缓解。了解饮食、生活习惯，既往有无溃疡病史。有无紧张、焦虑等。

（5）恶心、呕吐的护理

1）协助患者采取正确体位，头偏向一侧，防止误吸。

2）安慰患者，消除患者紧张、焦虑的情绪。

3）呕吐后及时为患者清理，更换床单元并协助患者采取舒适体位。

4）观察呕吐物的性质、量及呕吐次数。

5）必要时遵医嘱给予镇吐药物治疗。

（6）营养不良的护理

1）提供可口、不油腻、高营养、易咀嚼的食物，如鱼、蛋。

2）注意少量多餐，当患者感到恶心、呕吐时，暂停进食。

3）预防性使用镇吐药，观察药物疗效。

4）告诉患者减轻和预防恶心、呕吐的方法，如深呼吸、分散注意力等。

5）指导患者进食易消化的优质蛋白，如动物瘦肉、鱼肉、蛋类、奶类，进食各种新鲜蔬菜、水果，以补充维生素类。

6）加强口腔护理，保持口腔湿润、清洁，以增进食欲。

7）患者进餐时，给患者充分的咀嚼、吞咽时间，喂饭速度不要快。

8）遵医嘱给予肠道外营养，如静脉滴注复方氨基酸、脂肪乳剂。

（7）腹痛的护理

1）评估患者疼痛的部位、性质及程度。

2）嘱患者卧床休息，协助患者采取有利于减轻疼痛的体位。

3）可利用局部热敷、针灸等方法来缓解疼痛。

4）必要时遵医嘱给予镇痛药物。

（8）活动无耐力的护理

协助患者进行日常生活活动。指导患者改变体位时动作要慢，以免发生直立性低血压。根据患者病情与患者共同制订每日的活动计划，指导患者逐渐增加活动量。

【健康教育】

（1）饮食指导

1）注意进食具有营养的食物。多食高蛋白、高维生素食物，保证机体的各种营养素充足，防止贫血和营养不良。对贫血和营养不良者，应增加富含蛋白质和血红素铁的食物，如瘦肉、鸡肉、鱼肉、肝、猪腰等动物内脏。高维生素的食物和新鲜蔬菜及水果，如绿叶蔬菜、西红柿、茄子、红枣等。每餐最好吃2~3个新鲜山楂，以刺激胃液的分泌。

2）注意饮食的酸碱平衡：当胃酸分泌过多时，可饮牛奶、豆浆，吃馒头或面包以中和胃酸，当胃酸分泌减少时，可用浓缩的肉汤、鸡汤、带酸味的水果或果汁，以刺激胃液的分泌，帮助消化，要避免引起腹部胀气和含纤维较多的食物，如豆类、豆制品、蔗糖、芹菜、韭菜等。萎缩性胃炎的患者宜饮酸奶，因酸奶中的磷脂类物质会紧紧地吸附在胃壁上，对胃黏膜起保护作用，使已受伤的胃黏膜得到修复，酸奶中特有的成分乳糖分解代谢所产生的乳酸和葡萄糖醛酸能增加胃内的酸度，抑制有害菌分解蛋白质产生毒素，同时使胃免遭毒素的侵袭，有利于胃炎的治疗和恢复。

3）当口服抗生素治疗某些炎症性疾病时，应同时饮用酸奶，既补充了营养，又避免了抗生素对人体产生的不良反应，因为酸奶中含有大量的活性杆菌，可以使抗菌药物引起的肠道菌群失调现象重新获得平衡，同时保护了胃黏膜。平时一定要把握进餐量，不能因喜好的食物而多吃，一定要少吃多餐，以增进营养，减轻胃部负担为原则，同时要禁忌烟酒。

（2）心理指导

减轻焦虑，提供安全舒适的环境，减少患者的不良刺激。树立信心，向患者讲解疾病的病因及防治知识，指导患者如何保持合理的生活方式和去除对疾病的不利因素。可以请有过类似疾病的患者讲解采取正确应对机制所取得的良好效果。

（3）出院指导

1）向患者及家属讲解引起慢性胃炎的有关病因，指导患者如何防止诱发因素，从而减少或避免复发。

2）保持良好的心理状态，生活要有规律，合理安排工作和休息时间，注意劳逸结合，积极配合治疗。

3）保持乐观情绪，避免精神过度紧张、焦虑、愤怒、抑郁。

4）加强饮食卫生和饮食营养，养成有规律的饮食习惯。

5）嗜酒者应戒酒，防止酒精损伤胃黏膜。

6）选择营养丰富易于消化的食物，定时定量，少量多餐，不暴饮暴食。

7）应以富含营养、新鲜、易消化的细软食物为主，多食植物蛋白、维生素多的食物，避免过硬、过辣、过咸、过热、过分粗糙、刺激性强的食物及浓茶、咖啡等饮料。

8）对胃酸缺乏者，宜选酸性食物及水果；萎缩性胃炎患者不宜多食脂肪。

9）用餐时及用餐后 2~3 小时应尽量少饮水，勿食过冷、过热、易产气的食物和饮料等。

10）胃酸过多者应避免进食能刺激胃酸分泌的食物。

11）养成细嚼慢咽的习惯，使食物和唾液充分混合，以帮助消化。

12）避免使用对胃黏膜有刺激的药物，如阿司匹林、对乙酰氨基酚、保泰松、吲哚美辛、四环素、红霉素、泼尼松等药物，尤其在慢性胃炎活动期。必须使用时应同时服用制酸药或胃黏膜保护药。

13）介绍药物的不良反应，本病易复发，幽门螺杆菌感染严重时可出现急性胃炎表现，部分病例可有癌变倾向，应嘱患者定期复查。对萎缩性胃炎要追踪观察。

14）定期做纤维胃镜检查，轻度萎缩性胃炎 1~1.5 年复查 1 次，重度者 3~6 个月复查 1 次。

第三节　功能性消化不良

功能性消化不良（FD）是临床上最常见的一种功能性胃肠病，是指具有上腹痛、上腹胀、早饱、嗳气、食欲不振、恶心、呕吐等上腹不适症状，经检查排除了引起这些症状的胃肠、肝胆及胰腺等器质性疾病的一组临床综合征，症状可持续或反复发作，病程一般超过 1 个月或在 1 年中累计超过 12 周。

根据临床特点，FD 分为 3 型：①运动障碍型：以早饱、食欲不振及腹胀为主；②溃疡型：以上腹痛及反酸为主；③反流样型。

【临床表现】

（1）症状

FD 有上腹痛、上腹胀、早饱、嗳气、食欲不振、恶心、呕吐等症状，常以某一个或某一组症状为主，至少持续或累积 4 周/年以上，在病程中症状也可发生变化。

FD 起病多缓慢，病程常经年累月，呈持续性或反复发作，不少患者由饮食、精神等因素诱发。部分患者伴有失眠、焦虑、抑郁、头痛、注意力不集中等精神症状。无贫血、消瘦等消耗性疾病表现。

（2）体征

FD 的体征多无特异性，多数患者中上腹有触痛或触之不适感。

【辅助检查】

（1）三大常规和肝、肾功能均正常，血糖及甲状腺功能正常。

（2）胃镜、B 超、X 线钡餐检查。

（3）胃排空试验近 50% 的患者出现胃排空延缓。

【治疗原则】

主要是对症治疗，个体化治疗和综合治疗相结合。

1. 一般治疗

避免烟、酒及服用非甾体抗炎药，建立良好的生活习惯。注意心理治疗，对失眠、焦虑患者适当予以镇静药物。

2. 药物治疗

（1）抑制胃酸分泌药

H$_2$ 受体阻滞剂或质子泵抑制剂，适用于以上腹痛为主要症状的患者。症状缓解后不需要维持治疗。

（2）促胃肠动力药

常用多潘立酮、西沙必利和莫沙必利，以后二者疗效为佳。适用于以上腹胀、早饱、嗳气为主要症状患者。

（3）胃黏膜保护剂

常用枸橼酸铋钾。

（4）抗幽门螺杆菌治疗

疗效尚不明确，对部分有幽门螺杆菌感染的 FD 患者可能有效，以选用铋剂为主的三联为佳。

（5）镇静剂或抗抑郁药

适用于治疗效果欠佳且伴有精神症状明显的患者，宜从小剂量开始，注意观察药物的不良反应。

【护理诊断】

(1) 舒适的改变

与腹痛、腹胀、反酸有关。

(2) 营养失调：低于机体需要量

与消化不良、营养吸收障碍有关。

(3) 焦虑

与病情反复、迁延不愈有关。

【护理措施】

(1) 心理护理

本病为慢性反复发作的过程，因此，护士应做好心理疏导工作，尽量避免各种刺激及不良情绪，详细讲解疾病的性质，鼓励患者，提高认知水平，帮助患者树立战胜疾病的信心。教会患者稳定情绪，保持心情愉快，培养广泛的兴趣爱好。

(2) 饮食护理

建立良好的生活习惯，避免烟、酒及服用非甾体抗炎药。强调饮食规律性，进食时勿做其他事情，睡前不要进食，利于胃肠道的吸收及排空。避免高脂油炸食物，忌坚硬食物及刺激性食物，注意饮食卫生。饮食适量，不宜极渴时饮水，一次饮水量不宜过多。不能因畏凉食而进食热烫食物。进食适量新鲜蔬菜水果，保持低盐饮食。少食易产气的食物及寒、酸性食物。

(3) 合理活动

参加适当的活动，如打太极拳、散步或练习气功等，以促进胃肠蠕动及消化腺的分泌。

(4) 用药指导

对于焦虑、失眠的患者可适当给予镇静剂，从小剂量开始使用，严密观察使用镇静剂后的不良反应。

【健康教育】

(1) 一般护理

功能性消化不良患者在饮食中应避免油腻及刺激性食物、戒烟、戒酒、养成良好的生活习惯，避免暴饮暴食及睡前进食过量；可采取少食多餐的方法；加强体育锻炼；要特别注意保持愉快的心情和良好的心境。

（2）预防护理

1）进餐时应保持轻松的心情，不要匆促进食，也不要囫囵吞食，更不要站着或边走边吃。

2）不要泡饭或和水进食，饭前或饭后不要立即大量饮用液体。

3）进餐时不要讨论问题或争吵，讨论应在饭后 1 小时以后进行。

4）不要在进餐时饮酒，进餐后不要立即吸烟。

5）不要穿着束紧腰部的衣裤就餐。

6）进餐应定时。

7）避免大吃大喝，尤其是辛辣和富含脂肪的饮食。

8）有条件可在两餐之间喝 1 杯牛奶，避免胃酸过多。

9）少食过甜、过咸食品，食入过多糖果会刺激胃酸分泌。

10）进食不要过冷或过烫。

第四节　消化性溃疡

消化性溃疡（PU）是指发生在胃和十二指肠的溃疡，主要包括胃溃疡（GU）和十二指肠溃疡（DU）。溃疡亦可发生于食管下端、胃-空肠吻合口附近及 Meckel 憩室，临床以 DU 多见。因溃疡的形成与胃酸及胃蛋白酶的消化作用有关，故称为消化性溃疡。

本病是常见病，可发生于任何年龄。临床上 DU 较 GU 多见，二者之比约为 3：1。DU 好发于青壮年，GU 多见于中老年。男性多于女性，秋冬和冬春之交是本病的好发季节。

【临床表现】

临床表现不一，部分患者可无症状，或以出血、穿孔等并发症为首发症状。典型消化性溃疡的临床特征：①慢性过程，病史可达数年至数十年；②周期性发作，发作与自发缓解相交替，发作期可为数周或数月，缓解期也长短不一，发作常呈季节性，多在秋冬或冬春之交发病，可因精神情绪不良或过劳而诱发；③发作时上腹痛呈节律性，与进食有关。

1. 症状

（1）腹痛

本病的主要症状是上腹部疼痛，可为钝痛、灼痛、胀痛甚至剧痛，或呈饥饿样不适感。疼痛部位多位于上腹中部、偏右或偏左。多数患者疼痛有典型的节律，DU 表现为空腹痛，即餐后 2~4 小时和（或）午夜痛，进食或服用抗酸剂后可缓解；GU 的疼痛多在餐后 1 小时内出现，经 1~2 小时后逐渐缓解，至下餐进食后再次出现疼痛，午夜痛也可发生，但较 DU 少见。部分患者无上述典型疼痛，仅表现为无规律性的上腹隐痛不适。也可因并发症而发生疼痛性质及节律的改变。胃溃疡和十二指肠疼痛的特点比较见表 4-1。

表 4-1　胃溃疡（GU）和十二指肠溃疡（DU）疼痛的特点比较

项目	GU	DU
疼痛时间	进食后 0.5~1 小时，至下次进餐前缓解	进食后 2~3 小时，至下次进餐后缓解，常有午夜时疼痛
疼痛部位	剑突下正中或偏左	上腹正中或偏右
疼痛性质	隐痛、胀痛、灼痛	饥饿感、胃内嘈杂感、灼痛
节律性	进食-疼痛-缓解	疼痛-进食-缓解
进食现象	畏食现象	频食现象

（2）其他

消化性溃疡除上腹疼痛外，尚可有反酸、嗳气、恶心、呕吐、食欲减退等消化不良症状，也可有失眠、多汗、脉缓等自主神经功能失调表现。

2. 体征

溃疡活动期可有上腹部固定而局限的轻压痛，DU 压痛点常偏右。缓解期则无明显体征。

3. 特殊类型的消化性溃疡

（1）无症状性溃疡

有 15%~35% 消化性溃疡患者无任何症状，尤以老年人多见，多因其他疾病做胃镜或 X 线胃肠钡餐检查时偶然发现，或当发生出血或穿孔等并发症时，甚至于尸体解剖时被发现。

（2）老年人消化性溃疡

溃疡常较大，临床表现多不典型，常无任何症状或症状不明显，疼痛多无规律，食欲不振、恶心、呕吐、消瘦、贫血等症状较突出，需与胃癌相鉴别。

（3）复合性溃疡

指胃与十二指肠同时存在溃疡，多数 DU 发生先于 GU。其临床症状并无特异性，但幽门梗阻的发生率较单独 GU 或 DU 高。

（4）幽门管溃疡

较为少见，常伴胃酸分泌过高。其主要表现为餐后立即出现较为剧烈而无节律性的中上腹疼痛，对抗酸药反应差，易出现幽门梗阻、穿孔、出血等并发症。

（5）球后溃疡

指发生于十二指肠球部以下的溃疡，多位于十二指肠乳头的近端。其夜间痛和背部放射性疼痛较为多见，并发大量出血者亦多见，药物治疗效果差。

4. 并发症

（1）出血

出血是消化性溃疡最常见的并发症，大约 50% 的上消化道大出血是消化性溃疡所致。出血引起的临床表现取决于出血的速度和量。轻者仅表现为黑便、呕血，重者可出现周围循环衰竭甚至低血容量性休克，应积极抢救。

（2）穿孔

溃疡病灶向深部发展穿透浆膜层则并发穿孔。溃疡穿孔在临床上可分为急性、亚急性和慢性 3 种类型，以急性最为常见。急性穿孔溃疡常位于十二指肠前壁或胃前壁，穿孔后胃肠内容物渗入腹膜腔而引起急性弥漫性腹膜炎；急性穿孔引起突发的剧烈腹痛，多自上腹开始迅速蔓延至全腹，腹肌强直，有明显压痛和反跳痛，肝浊音区消失，肠鸣音减弱或消失，部分患者出现休克。慢性穿孔是溃疡深达浆膜层时已与邻近器官、组织粘连，穿孔时胃肠内容物不致流入腹腔，又称为穿透性溃疡。亚急性穿孔为邻近后壁的穿孔或穿孔较小只引起局限性腹膜炎，症状较急性穿孔轻且体征较局限。慢性穿孔表现为腹痛规律发生改变，变得顽固而持久，疼痛常放射至背部。

（3）幽门梗阻

主要由 DU 或幽门管溃疡引起。急性梗阻多因炎症水肿和幽门痉挛所致，梗阻为暂时性，随炎症好转而缓解；慢性梗阻主要由于溃疡愈合后瘢痕收缩而呈持久性。幽门梗阻使胃排空延迟，患者可感上腹饱胀不适，疼痛于餐后加重，且有反复大量呕吐，呕吐物为酸腐味的宿食，大量呕吐后疼痛可暂缓解。严重频繁呕吐可致失水和低氯低钾性碱中毒，常继发营养不良。体检时可见胃型和胃蠕动波，清晨空腹时检查胃内有振水音以及抽出胃液量>200ml 是幽门梗阻的特征性表现。

（4）癌变

少数 GU 可发生癌变，DU 则极少见。对长期 GU 病史，年龄在 45 岁以上，经严格内科治疗 4~6 周症状无好转，粪便潜血试验持续阳性者应怀疑癌变，需做进一步检查和定期随访。

5. 胃溃疡与十二指肠溃疡的鉴别（表4-2）

表4-2　胃溃疡与十二指肠溃疡的鉴别

	胃溃疡（GU）	十二指肠溃疡（DU）
常见部位	胃角或胃窦、胃小弯	十二指肠球部
胃酸分泌	正常或降低	增多
发病机制	主要是防御/修复因素减弱	主要是侵袭因素增强
HP 检出率	80%~90%	90%~100%
疼痛特点	餐后 1 小时疼痛-餐前缓解-进餐后 1 小时再痛，午夜痛少见	餐前痛-进餐后缓解-餐后 2~4 小时再痛-进食后缓解，午夜痛多见

【辅助检查】

（1）胃镜检查

是确诊消化性溃疡的首选检查方法。胃镜检查不仅可对胃十二指肠黏膜直接观察、摄像，还可在直视下取活组织做病理学检查及幽门螺杆菌检测。内镜下溃疡可分为活动期（A）、愈合期（H）和瘢痕期（S）3个病期。

（2）X线钡剂检查

适用于对胃镜检查有禁忌或不愿接受胃镜检查者。溃疡的X线征象有直接和间接两种，其中龛影是直接征象，对溃疡有确诊价值。

（3）幽门螺杆菌检测

幽门螺杆菌检测是消化性溃疡诊断的常规检查项目，是通过胃镜检查取胃黏膜活组织进行检测、^{13}C或^{14}C尿素呼气试验、粪便幽门螺杆菌抗原检测及血清学检查（定性检测血清抗幽门螺杆菌IgG抗体）。

（4）胃液分析和血清促胃液素测定

一般仅在疑有促胃液素瘤时做鉴别诊断。

【治疗原则】

治疗目的是消除病因、缓解症状、愈合溃疡、防止复发和防治并发症。针对病因的治疗，如根除幽门螺杆菌，有可能彻底治愈溃疡病，是近年消化性溃疡治疗的一大进展。

（1）一般治疗

生活规律，戒烟、酒，避免过度劳累和精神紧张。服用NSAID者尽可能停用，未用者告诫慎用。

（2）治疗消化性溃疡的药物及其应用

治疗消化性溃疡的药物可分为抑制胃酸分泌的药物和保护胃黏膜的药物两大类，常与根除幽门螺杆菌治疗配合使用。

（3）根除幽门螺杆菌的治疗

根除幽门螺杆菌不但可促进溃疡愈合，而且可预防溃疡复发，从而彻底治愈溃疡。因此，凡有幽门螺杆菌感染的消化性溃疡，均应予以根除幽门螺杆菌治疗。一般联合用药。

（4）NSAID溃疡的治疗、复发预防及初始预防

对服用NSAID后出现的溃疡，如情况允许应立即停用NSAID，如病情不允许可换用对黏膜损伤少的NSAID，如特异性COX-2抑制药（如塞来昔布）。

（5）溃疡复发的预防	**（6）外科手术指征**
有效根除幽门螺杆菌及彻底停服 NSAID，可消除消化性溃疡的两大常见病因，能极大减少溃疡复发。对溃疡复发同时伴有幽门螺杆菌感染复发（再感染或复燃）者，可予根除幽门螺杆菌再治疗。	①大量出血经内科治疗无效；②急性穿孔；③瘢痕性幽门梗阻；④胃溃疡癌变；⑤严格内科治疗无效的顽固性溃疡。

【护理评估】

（1）健康史

1）评估既往疾病史、手术史，用药史，饮食习惯，烟酒史，营养状况，最近劳累程度等。

2）评估发病的原因，心理状况、家庭支持情况及家族史。

（2）身体状况

1）评估生命体征，询问呕血及黑便的次数、量及性状，以判断失血程度。

2）评估面色、有无休克征象（急性大量出血一般表现为头晕、心悸、乏力，突然起立发生晕厥、口渴、肢体湿冷、心率加快、血压偏低等。休克时表现为烦躁不安或意识不清、面色苍白、四肢湿冷、口唇发绀、呼吸急促等，血压下降、脉压变小、心率加快、尿量减少等）。

3）评估腹痛的规律性：胃溃疡的疼痛多在餐后 1 小时内出现，经 1~2 小时后逐渐缓解，直至下餐进食后再复现上述节律；十二指肠溃疡的疼痛多在两餐之间发生，持续不减直至下餐进食或服用抗酸药后缓解，可发生在夜间，多出现在午夜或凌晨 1 点左右。

【护理诊断】

（1）疼痛：腹痛	**（2）营养失调：低于机体需要量**
与胃酸刺激溃疡面，引起化学性炎症反应有关。	与疼痛致摄入量减少、消化吸收障碍有关。

(3) 焦虑

与疾病反复发作、病程迁延有关。

(4) 知识缺乏

缺乏有关消化性溃疡病因、防治知识等。

(5) 潜在并发症

上消化道大量出血、穿孔、幽门梗阻。

【护理措施】

(1) 基础生命体征观察

1) 大量出血后，多数患者在 24 小时内出现低热，一般不超过 38.5℃，持续 3~5 天。

2) 出血时先出现脉搏加快，再出现血压下降。

3) 注意测量坐卧位血压和脉搏（如果患者卧位改坐位血压下降 >20mmHg，心率上升>10 次/分，提示血容量明显不足，是紧急输血的指征）。

(2) 活动与体位

病室环境应安静、舒适；疼痛剧烈者应给予卧床休息，避免头晕跌倒；有大出血时应绝对卧床休息，并取平卧位、下肢稍抬高，出现休克时应注意保暖，并给予氧气吸入；呕吐时头偏向一侧；床边悬挂防跌倒牌，休克患者平卧位拉起床挡。做好禁食患者的口腔护理，解释禁食的目的。

(3) 饮食护理

出血期禁食。关注补液量是否恰当，防止血容量不足。恢复期根据医嘱给予适当饮食，如流质、无渣半流等。饮食从流质，无渣（低纤维）半流-低纤维普食。

(4) 心理指导

教育患者及家属保持良好的心态，正确对待疾病，安慰鼓励患者，出血患者亟需心理支持，保持情绪稳定。

(5) 病情监测

1) 注意观察及详细了解患者疼痛的规律和特点，注意观察疼痛的部位、性质、发作规律、呕吐物及粪便颜色、性质和数量。对呕吐者应同时准确记录出入液量，并注意监测酸碱代谢和电解质变化。

2）有出血时应每 30～60 分钟测量生命体征 1 次，同时进行心电监护。

①严密观察出血量、呕吐物和粪便的颜色，定期测量红细胞、血红蛋白、网织红细胞计数等，以了解贫血的程度、出血是否停止等。

②注意观察患者的肤色、皮肤温度、出汗情况及尿量，患者的尿量应保持在 30ml/h 以上；要准确记录出入量。区别呕血与咯血，排便必须先看后冲，正确记录尿量。

（6）对症护理

1）帮助患者减少或去除加重或诱发疼痛的因素，停服非甾体类抗炎药物；避免食用刺激性食物；戒除烟酒。因酒精可刺激黏膜引起损伤，烟中的尼古丁不仅能损伤黏膜，刺激壁细胞增生和胃酸分泌，还可降低幽门括约肌张力，使胆汁易反流入胃，并抑制胰腺分泌，削弱十二指肠腔内对胃酸的中和能力。

2）如十二指肠溃疡表现空腹痛或午夜痛，指导患者在疼痛前进食制酸性食物，如苏打饼干或服用制酸药物，以防疼痛发生，也可采用局部热敷或针灸镇痛。

3）发生并发症时应有针对性地采取相关护理措施，并通知医师，协助救治。

4）确定有急性穿孔时，应立即禁食、禁水，留置胃管抽吸胃内容物并做胃肠减压。

5）患者若无休克症状可将床头抬高 35°～45°，以利于胃肠漏出物向下腹部及盆腔引流，并可松弛腹肌，减轻腹痛及有毒物的吸收。

6）迅速建立静脉通道，做好备血等各项术前准备工作。

7）幽门梗阻频繁呕吐者需禁食、置胃管进行连续的胃肠减压。

8）每天清晨和睡前可给 3% 盐水或 2% 碳酸氢钠溶液洗胃，加强支持疗法，静脉补液，2000～3000ml/d，以保证机体能量供给。

（7）药物治疗护理

遵医嘱给患者进行药物治疗，并注意观察药效及不良反应。

1）生长抑素及其类似物：善宁和思他宁静脉推注时需注意药物的连续性、速度，注意有无不良反应，如恶心、呕吐等。静脉推注生长抑素前需先缓慢手推 250μg，停止用药>5 分钟应重新手推 250μg。

2）根除幽门螺杆菌治疗：幽门螺杆菌阳性患者，常服用杀幽门螺杆菌的三联用药：质子泵抑制药+阿莫西林（需做青霉素皮试）+克拉霉素。疗程一般为 7 天。

3）保护胃黏膜治疗：胃黏膜保护药主要有硫糖铝、达喜等，达喜一般饭后 2 小时嚼服。硫糖铝片只在酸性条件下有效，故对十二指肠溃疡疗效好；应在饭后 2~3 小时给药，也可与抗胆碱药同服，不能与多酶片同服，以免降低二者的效价；可有口干、恶心、便秘等不良反应。铋剂在酸性环境中才能起作用，故应餐前服用，并向患者说明服药期间粪便可呈黑色。

4）抗酸分泌治疗：临床常用抑制胃酸分泌药物有 H_2 受体阻滞剂（如雷尼替丁、西咪替丁等）和质子泵抑制剂（如奥美拉唑、泮托拉唑、雷贝拉唑等），胃溃疡质子泵抑制剂的疗程一般为 6~8 周，十二指肠溃疡质子泵抑制剂的服药疗程 4~6 周，质子泵抑制剂需饭前 30 分钟服用；抗酸药乳剂给药前要充分摇匀，服用片剂时应嚼服；抗酸药与奶制品相互作用可形成络合物，要避免同时服用。酸性的食物及饮料不宜与抗酸药同服。氢氧化铝凝胶能阻碍磷的吸收，老年人长期服用应警惕引起骨质疏松。H_2 受体阻滞剂长期使用可导致乏力、腹泻、粒细胞减少、皮疹，部分男性患者可有乳房轻度发育等不良反应，亦可能出现头痛、头晕、疲倦等反应，治疗过程中应向患者解释并注意观察，出现不良反应应及时告知医师；另外，这类药物口服给药，空腹吸收快，药物应在餐中或餐后即刻服用，也可将一日剂量一次在夜间服用，但不能与抗酸药同时服用；静脉给药时注意控制速度，速度过快可引起低血压和心律失常。质子泵抑制剂可引起头晕，特别是用药初期，应嘱患者避免开车或做其他必须注意力高度集中的事。

（8）输血护理

1）立即配血，建立静脉通道，配合医师迅速、准确地实施输血、输液，输注速度根据病情需要而定，也可测定中心静脉压，调整输液量和速度；输血输液过程中应加强观察，防止发生急性肺水肿。

2）遵医嘱应用止血药物和其他抢救药物，并观察其疗效和不良反应，如去甲肾上腺素可引起高血压，故有高血压的患者应慎用。

3）向患者和家属说明安静休息有利于止血，躁动会加重出血；要关心、体贴和安慰患者，抢救工作要忙而不乱，以减轻患者的紧张情绪；要经常巡视病房，大出血和有休克时应陪伴患者，使之有一种安全感；解释各项检查、治疗措施，听取和解答患者及家属的提问，以消除他们的疑问；患者呕血和黑便后要及时清除血迹和污物，以减少对患者的不良刺激。

（9）其他应急措施及护理

1）消化道出血

①凡年龄在 45 岁以上，有长期溃疡病史反复发作者，8 小时内输血 400~800ml，血压仍不见好转者或大出血合并幽门梗阻或穿孔时，需做好术前准备。

②冰盐水洗胃法：其作用主要是利用冰盐水来降低胃黏膜的温度，使血管收缩，血流量减少，以达止血目的。洗胃过程中要密切观察患者腹部情况，有无急性腹痛、腹膜炎，并观察心跳、呼吸和血压的变化。

2）活动无耐力：活动后乏力、虚弱、气喘、出汗、头晕、眼前发黑、耳鸣。注意休息，适量活动，贫血程度轻者可参加日常活动，无需卧床休息。对严重贫血者，应根据其活动耐力下降程度制订休息方式、活动强度及每次活动持续时间。增加患者的营养，提供高蛋白、高维生素、易消化饮食，必要时静脉输血、血浆、白蛋白。

3）穿孔：应早期发现，立即禁食，补血，补液，迅速做好术前准备，置胃管给予胃肠减压，争取 6~12 小时紧急手术。

4）幽门梗阻：轻症患者可进流质饮食，重症患者需禁食，静脉补液，每日清晨和睡前准备 3% 盐水或 2% 碳酸氢钠溶液洗胃，保留 1 小时后排出。必要时行胃肠减压，一般连续吸引 72 小时，使胃得到休息，幽门部水肿消退，梗阻松解；准确记录出入量，定期复查血电解质。

5）癌变。

【健康教育】

（1）休息与活动

保持乐观情绪。指导患者规律生活，避免过度紧张、劳累，选择适当的锻炼方式，提高机体抵抗力。向患者及家属讲解引起及加重溃疡病的相关因素。

（2）用药指导

教育患者按医嘱正确服药，学会观察药物疗效及不良反应，不随便停药、减量，防止溃疡复发。指导患者慎用或勿用致溃疡药物，如阿司匹林、咖啡因、泼尼松等。若出现呕血、黑便应立即就医。

（3）饮食指导

1）进餐和少量多餐，让患者养成定时进餐的习惯，每餐不宜过饱，以免胃窦部过度扩张而刺激胃酸分泌。在病变活动期还应少量多餐，每日 4~6 餐，使胃酸分泌有规律。症状缓解后应及时恢复正常餐次饮食。

2）忌食刺激性强的食物，机械性刺激较强的食物包括生、冷、粗、硬类（如水果、蔬菜等）以及产气性食物（如洋葱、芹菜、玉米、干果等）。化学性刺激强的食物多为产酸类或刺激胃酸大量分泌类，如浓肉汤、咖啡、油炸食物、酸辣、香料等调味品及碳酸饮料类等。应戒除烟、酒。

3）选择营养丰富、易消化的食物。主食以面食为主，因面食较柔软、含碱、易消化，不习惯于面食者可以用软饭、米粥代替。蛋白质类食物具有中和胃酸作用，适量饮用脱脂淡牛奶能稀释胃酸，宜安排在两餐之间饮用，因其钙质吸收可刺激胃酸分泌，故不宜多饮。脂肪到达十二指肠时可使小肠分泌肠抑促胃液素，抑制胃酸分泌，但又因其可使胃排空延缓而促进胃酸分泌，故应摄入适量的脂肪。协助患者建立合理的饮食习惯和结构。

（4）心理指导

1）不良的心理因素可诱发和加重病情，而消化性溃疡的患者因疼痛刺激或并发出血，易产生紧张、焦虑等不良情绪，使胃黏膜保护因素减弱，损害因素增加，使病情加重。

2）应为患者创造安静、舒适的环境，减少不良刺激。

3）多与患者交谈，使患者了解疾病的诱发因素、疾病过程和治疗效果，增强治疗信心，克服焦虑、紧张心理。

4）针对溃疡病患者临床心理特点，心理护理工作首先要重视患者的情绪变化。

5）除了通过解释、支持、暗示等基本心理护理技术以外，应选择认知调整指导模式。

6）要耐心倾听患者的痛苦与忧伤，了解患者的不良精神因素及各种应激。

7）在取得患者绝对信任的基础上，指导患者调整各种不良的生活方式与饮食习惯，消除各种心理社会压力。例如，帮助患者建立正确的自我观念，不苛求自己，不给自己造成过重的压力；要学会放松自己，做到接受自己和喜欢自己；学会表达自己的内心感受，让别人理解自己；应适当处理自己的不良情绪，不过分压抑自己。在人际关系处理上学会顺其自然，不过分关注自己，克服以自我为中心；也不要过分地迎合别人，以致委曲求全。

（5）出院指导

1）向患者及家属讲解引起溃疡病的主要病因，以及加重和诱发溃疡病的有关因素。

2）本病治愈率较高，但易复发，病程迁延，易出现相应并发症，故积极消除诱因、合理饮食、按时服药，对预防复发十分重要。

3）指导患者合理安排休息时间，保证充足的睡眠，生活要有规律，避免精神过度紧张，长时间脑力劳动后要适当活动，保持良好的心态。

4）指导患者规律进食，少量多餐，强调正确饮食的重要性。

5）嘱患者按医嘱服药，指导患者正确服药的方法，学会观察药效及不良反应，不随便停用药物，以减少复发，尤其在季节转换时更应注意。

6）嘱患者注意病情变化，定期复诊，及早发现和处理并发症，如上腹疼痛节律发生变化并加剧，或出现呕血、黑便应立即就医。

7）养成排便后观察粪便的习惯。

（6）随访指导

定期复诊（规则治疗1个月应复查）。若出现上腹疼痛节律发生变化或加剧等症状应及时就诊。

第五节　胃　　癌

胃癌是指发生在胃黏膜上皮的恶性肿瘤，是最常见的恶性肿瘤之一，在各种恶性肿瘤中胃癌居首位，好发年龄>50岁，男女发病率之比为2:1。

胃癌的发生是多因素长期作用的结果。环境因素在胃癌的发生中居支配地位，而宿主因素居从属地位。幽门螺杆菌感染、饮食、吸烟及宿主的遗传易感性是影响胃癌发生的重要因素。

【临床表现】

1. 症状

(1) 早期胃癌

70%以上毫无症状，有症状者一般不典型，上腹轻度不适是最常见的初发症状，与消化不良或胃炎相似。

(2) 进展期胃癌

既往无胃病史，但近期出现原因不明的上腹不适或疼痛；或既往有胃溃疡病史，近期上腹痛频率加快、程度加重。

1）上腹部饱胀：常为老年人进展期胃癌的最早症状，有时伴有嗳气、反酸、呕吐。若癌灶位于贲门，可感到进食不通畅；若癌灶位于幽门，出现梗阻时，患者可呕吐出腐败的隔夜食物。

2）食欲减退、消瘦乏力：据统计约50%的老年患者有明显的食欲减退、日益消瘦、乏力，有40%~60%的患者因消瘦而就医。

3）消化道出血：呕血（10%）、黑便（35%）及持续粪便潜血（60%~80%）（量少，肉眼看无血但化验可发现）阳性。

(3) 终末期胃癌死亡前的症状

1）常明显消瘦、贫血、乏力、食欲缺乏、精神萎靡等恶病质症状。

2）多有明显的上腹持续疼痛：癌灶溃疡、侵犯神经或骨膜引起疼痛。

3）可能大量呕血、黑便等，常因胃穿孔、幽门梗阻致恶心、呕吐、吞咽困难或上腹饱胀加剧。

4）腹部包块或左锁骨上可触及较多较大的质硬不活动的融合成团的转移淋巴结。

5）有癌细胞转移的淋巴结增大融合压迫大血管致肢体水肿、心包积液；胸腹腔转移致胸、腹腔积液，难以消除的过多腹腔积液致腹部膨隆胀满。

6）肝内转移或肝入口处转移淋巴结增大融合成团或该处脉管内有癌栓堵塞引起黄疸、肝大。

7）常因免疫力差及肠道通透性增高引起肠道微生物移位入血致频繁发热，或胸腔积液压迫肺部引起排出不畅导致肺部感染，或严重时致感染性休克。

8）因广泛转移累及多脏器，正常组织受压丧失功能，大量癌细胞生长抢夺营养资源使正常组织器官面临难以逆转的恶性营养不良，最终致多脏器功能障碍而死亡。

2. 体征

（1）早期胃癌无明显体征，进展期在上腹部可扪及肿块，有压痛。肿块多位于上腹部偏右，呈坚实可移动结节状。

（2）肝脏转移可出现肝大，并扪及坚硬结节，常伴黄疸。

（3）腹膜转移时可发生腹腔积液，移动性浊音阳性。

（4）远处淋巴结转移时可扪及 Virchow 淋巴结，质硬不活动。

（5）直肠指诊时在直肠膀胱间凹陷可触及一板样肿块。

（6）某些胃癌患者出现伴癌综合征，包括反复发作的浅表性血栓静脉炎、黑棘皮病（皮肤皱褶处有色素沉着，尤其在两腋）和皮肌炎等，可有相应的体征，有时可在胃癌诊断前出现。

3. 并发症

（1）出血

可出现头晕、心悸、呕吐咖啡色胃内容物、排柏油样便等。

（2）贲门或幽门梗阻

取决于胃癌的位置。

（3）穿孔

可出现腹膜刺激征。

【辅助检查】

（1）体格检查

可能有左锁骨上淋巴结增大（是进入血液全身播散的最后守卫淋巴结）、上腹包块，直肠指检发现盆腔底部有肿块（癌细胞脱落至盆腔生长）。

（2）实验室检查

早期血常规检查多正常，中、晚期可有不同程度的贫血、粪便潜血试验阳性。目前尚无对于胃癌诊断特异性较强的肿瘤标志物，但 CEA、CA50、CA72-4、CA19-9、CA242 等多个标志物的连续监测对于胃癌的诊疗和预后判断有一定价值。

（3）上消化道 X 线钡餐造影检查

有助于判断病灶范围。但早期病变仍需结合胃镜证实；进展期胃癌主要 X 线征象有龛影、充盈缺损、黏膜皱襞改变、蠕动异常及梗阻性改变。

（4）增强型 CT（计算机体层扫描）检查

可以清晰显示胃癌累及胃壁的范围、与周围组织的关系、有无较大的腹腔盆腔转移。

（5）MRI（磁共振显像）检查

为判断癌灶范围提供信息，适用于 CT 造影剂过敏者或其他影像学检查怀疑转移者，有助于判断腹膜转移状态。

（6）PET-CT 扫描检查

PET-CT 扫描是正电子发射体层扫描与计算机体层扫描合二为一的检查，对判断胃癌的准确性>80%（印戒细胞癌和黏液腺癌准确性约为 50%），并可了解全身有无转移灶。其没有痛苦，但费用昂贵。可用于胃癌术后进行追踪有无胃癌复发。

（7）胃镜或腹腔镜超声检查

1）可测量癌灶范围及初步评估淋巴结转移情况，有助于术前临床分期，帮助选择治疗方法及判断疗效。

2）胃镜病理活检（取活组织进行病理检验）明确为胃癌者，可做胃镜超声检查确定其是否为早期或进展期，单纯胃镜检查有时难以区分胃癌的早、晚期。

3）胃镜发现可疑胃癌但病理活检又不能确诊，可用超声内镜判断，使患者免于进行反复胃镜检查活检。

4）术前各种影像检查怀疑淋巴结广泛增大者或怀疑侵犯重要脏器不能切除者，条件许可时可行腹腔镜超声检查以了解是否癌灶与脏器间有界限能够切除、淋巴结是否转移融合到无法切除的程度、哪些淋巴结有可能转移。

（8）胃镜检查

可发现早期胃癌，鉴别良、恶性溃疡，确定胃癌的类型和病灶范围。发现胃溃疡或萎缩性胃炎，要病理活检评估其细胞异型增生程度，重度异型增生（不典型增生）者需要按早期癌对待。

（9）腹腔镜检查

有条件的医院可通过此检查达到类似于剖腹探查的效果，可细致了解癌灶与周围情况，尤其是可发现腹膜有无广泛粟粒状种植转移的癌灶，是其他检查难以发现的。若存在此种情况，则手术疗效很差，若患者高龄且身体很差，应考虑放弃手术而试用其他疗法。

【治疗原则】

（1）手术治疗

手术是目前唯一可能根除胃癌的手段。手术效果取决于胃癌的浸润深度和扩散范围。对早期胃癌，胃部分切除属首选。对进展期胃癌，若未发现远处转移，应尽可能手术切除，有些需做扩大根除手术。对远处已有转移者，一般不做胃切除，仅做姑息性手术，如胃造瘘术、胃空肠吻合术，以保证消化道畅通和改善营养。

（2）化学治疗

化学治疗（化疗）是指运用药物治疗疾病的方法，旨在杀伤扩散到全身的癌细胞。化疗目的：①治愈癌症，使癌灶消失；②若不能治愈，则控制癌灶进展；③若不能治愈或控制进展，则缓解症状。

多药联合化疗常比单药疗效好，且可降低人体对某种特定药物产生耐药性的可能。化疗药可口服、静脉/动脉注射、胸/腹腔注射等。

化疗药不能识别癌细胞，只非特异地杀伤增殖迅速的细胞。因此，骨髓细胞、消化道黏膜、毛发等增殖较快的正常细胞也可被杀伤，引起骨髓抑制、呕吐、腹泻、脱发等不良反应（化疗停止后多消失）。

1）术后辅助化疗：根治术联合术后化疗比单纯根治术更能延长生存期。

2）术前新辅助化疗：新辅助化疗是术前给予3个疗程左右的化疗，使手术对癌细胞活力低，不易播散；也可使不能切除的胃癌降期为可切除；也可为术后化疗提供是否敏感、是否需换药的信息。

3）腹腔内化疗：癌灶若累及浆膜，癌细胞就可能脱落到腹腔内，引起腹腔种植；也有可能术中操作时癌细胞脱落。腹腔内化疗可减少或控制癌细胞在腹腔内复发或进展，应术中或术后尽早开始。

4）动脉灌注化疗：局部癌灶药物浓度明显提高，全身循环药物浓度明显降低，不良反应明显减少。

（3）靶向治疗

利用癌细胞特有的分子结构作为药物作用靶点进行治疗，称靶向治疗。可减轻正常细胞损害，针对性损伤癌细胞。目前胃癌靶向治疗的药物种类及作用均有限，具有这些药物作用靶点的患者仅20%~30%。与化疗药联合应用可提高5年生存率5%~10%。

（4）内镜下治疗

早期胃癌可做内镜下黏膜切除、激光、微波治疗，特别适用于不能耐受手术的患者。中、晚期胃癌患者不能手术可经内镜做激光、微波或者局部注射抗癌药物，可暂时缓解病情。贲门癌所致的贲门狭窄可行扩张，放置内支架解除梗阻，改善患者生活质量。

（5）中医治疗

无法切除或复发的胃癌，若放化疗无效，可行中药治疗。虽不能缩小癌灶，但有些患者可有生活质量改善，少量报道显示，生存期不比化疗差。但目前国际上并不认可中药的疗效，有人认为晚期患者化疗或中药的疗效都很差，基本是自然生存期。故中药治疗的生存期是否比无治疗的患者自然生存期长、或不差于化疗所延长的生存期、或可加强化疗药疗效，尚需更多高级别的临床研究。

（6）支持治疗

旨在预防、减轻患者痛苦，改善生活质量，延长生存期。包括镇痛、纠正贫血、改善食欲、改善营养状态、缓解梗阻、控制腹腔积液、心理治疗等。对晚期无法切除的胃癌梗阻患者行内镜下放置自扩性金属支架，风险和痛苦均小。专科医师通过经皮经肝胆管引流（PTCD）或在胆总管被增大淋巴结压迫而狭窄梗阻处放置支架，可缓解黄疸避免缩短生存期。大出血时，可请专科医师进行血管栓塞止血。

【护理评估】

（1）一般情况

患者的年龄、性别、职业、婚姻状况、健康史、既往史、心理、自理能力等。

（2）身体状况

①疼痛情况：疼痛位置、性质、时间等情况；②全身情况：生命体征、神志、精神状态，有无衰弱、消瘦、焦虑、恐惧等表现。

（3）评估疾病状况

评估疾病的临床类型、严重程度及病变范围。

【护理诊断】

（1）焦虑、恐惧

与对疾病的发展缺乏了解，担忧癌症预后有关。

（2）疼痛

与胃十二指肠黏膜受损、穿孔后胃肠内容物对腹膜的刺激及手术切口有关。

（3）营养失调：低于机体需要量

与摄入不足及消耗增加有关。

（4）有体液不足的危险

与急性穿孔后禁食、腹膜大量渗出，幽门梗阻患者呕吐导致水、电解质丢失有关。

（5）潜在并发症

出血、感染、吻合口瘘、消化道梗阻、倾倒综合征和低血糖综合征等。

（6）知识缺乏

缺乏与胃癌综合治疗相关的知识。

【护理措施】

（1）心理护理

关心患者，了解患者的紧张、恐惧情绪，告知有关疾病和手术的知识，消除患者的顾虑和消极心理，增强其对治疗的信心，使患者能积极配合治疗和护理。

（2）疼痛的护理

除了给予关心、疏导外，要给患者提供一个舒适、安静，利于休息的环境。遵医嘱给予镇痛药，并观察用药后的疗效。同时鼓励患者采用转移注意力，放松、分散疗法等非药物方法镇痛。

（3）饮食和营养护理

给予高热量、高蛋白、富含维生素、易消化、无刺激的饮食，并少量多餐。对于不能进食或禁食的患者，应从静脉补充足够能量，必要时可实施全胃肠外营养。

（4）合并症的护理

合并出血的患者应观察呕血、便血情况，定时监测生命体征、有无口渴及尿少等循环血量不足的表现，及时补充血用量；急性穿孔患者要严密观察腹膜刺激征、肠鸣音变化等，禁食及胃肠减压、补液以维持水电解质平衡等，必要时做好急诊手术的准备。

【健康教育】

（1）疾病预防指导

对健康人群开展卫生宣教，提倡多食富含维生素 C 的新鲜水果、蔬菜，多食肉类、鱼类、豆制品和乳制品；避免高盐饮食，少进咸菜、烟熏和腌制食品；食品贮存要科学，不食霉变食物。对胃癌高危人群，如中度或重度胃黏膜萎缩、中度或重度肠化、不典型增生或有胃癌家族史者应遵医嘱给予根除幽门螺杆菌治疗。对癌前状态者，应定期检查，以便早期诊断及治疗。

（2）疾病知识指导

指导患者生活规律，保证充足的睡眠，根据病情和体力，适量活动，增强机体抵抗力。注意个人卫生，特别是体质衰弱者，应做好口腔、皮肤黏膜的清洁，防止继发性感染。指导患者运用适当的心理防卫机制，保持乐观态度和良好的心理状态，以积极的心态面对疾病。

（3）用药指导与病情监测

指导患者合理使用镇痛药，发挥自身积极的应对能力，以提高控制疼痛的效果。嘱患者定期复诊，以监测病情变化和及时调整治疗方案。教会患者及家属如何早期识别并发症，及时就诊。

第五章　肠道疾病的护理

第一节　肠结核和结核性腹膜炎

一、肠结核

肠结核是结核分枝杆菌引起的肠道慢性特异性感染。结核分枝杆菌侵犯肠道主要经口感染。患者多有开放性肺结核或喉结核，是经常吞下含结核分枝杆菌的痰液引起，或是经常和开放性肺结核患者密切接触而被感染。一般见于青壮年，女性略多于男性。

肠结核多由人型结核杆菌引起，少数患者可由牛型结核杆菌感染致病。其感染途径包括3种：①经口感染：为结核杆菌侵犯肠道的主要途径；②血行播散：多见于粟粒型肺结核；③直接蔓延：肠结核主要位于回盲部，其他部位按发病率高低依次为升结肠、空肠、横结肠、降结肠、阑尾、十二指肠和乙状结肠等，少数见于直肠。

【临床表现】

肠结核大多起病缓慢，病程较长。早期症状不明显，容易被忽视。

1. 症状

（1）腹痛

多位于右下腹或脐周，间歇性发作。常为痉挛性阵痛伴腹鸣，于进餐后加重，排便或肛门排气后缓解。腹痛可能与进餐引起胃肠反射或肠内容物通过炎症、狭窄肠段，引起局部肠痉挛有关。

（2）腹泻和便秘

腹泻是溃疡型肠结核的主要表现之一。每天排便2~4次，粪便呈糊状或稀水状，不含黏液或脓血，如直肠未受累，无里急后重感。若病变严重而广泛腹泻次数可达每天十余次，粪便可有少量黏液、脓液。此外，可间断有便秘，粪便呈羊粪状，隔数天再有腹泻。腹泻与便秘交替是肠结核引起胃肠功能紊乱所致。增生型肠结核多以便秘为主要表现。

（3）全身症状和肠外结核表现

溃疡型肠结核常有结核毒血症及肠外结核，特别是肺结核的临床表现，严重时可出现维生素缺乏、营养不良性水肿等表现；增生型肠结核全身情况一般较好。

2. 体征

患者可呈慢性病容、消瘦、苍白。腹部肿块为增生型肠结核的主要体征，常位于右下腹，较固定，质地中等，伴有轻、中度压痛。若溃疡型肠结核并发局限性腹膜炎、局部病变肠管与周围组织粘连、或同时有肠系膜淋巴结结核也可出现腹部肿块。

3. 并发症

见于晚期患者，常有肠梗阻、瘘管形成，肠出血少见，也可并发结核性腹膜炎，偶有急性肠穿孔。

【辅助检查】

（1）实验室检查

可有轻至中度贫血，红细胞沉降率多增快，可作为估计结核病活动程度的指标之一。粪便检查显微镜下可见少量脓细胞与红细胞，潜血试验阳性。结核菌素试验呈强阳性有助于诊断。

（2）X线检查

溃疡型肠结核钡剂于病变肠段呈现激惹征象，排空很快，充盈不佳，而在病变的上、下肠段则钡剂充盈良好，称为 X 线钡影跳跃征象。病变肠段如能充盈，则显示黏膜皱襞粗乱、肠壁边缘不规则，有时呈锯齿状，可见溃疡。也可见肠腔变窄、肠段缩短变形、回肠盲肠正常角度消失。

（3）结肠镜检查

内镜下见病变肠黏膜充血、水肿，溃疡形成（常呈横形、边缘呈鼠咬状），大小及形态各异的炎症息肉，肠腔变窄等。镜下取活体组织送病理检查具有确诊价值。

【治疗原则】

肠结核的治疗与肺结核相同，均应强调早期、联合、适量及全程用药。

1. 休息与营养

合理的休息与营养应作为治疗结核的基础。活动性肠结核应强调卧床休息，减少热量消耗，改善营养，增加机体抗病能力。

2. 抗结核药物治疗

（1）异烟肼（H）

每日 300mg，顿服。偶可发生药物性肝炎，肝功能异常者慎用，需注意观察。如果发生周围神经炎可服用维生素 B_6（吡哆醇）。

（2）利福平（R）

每日 450mg，顿服。用药后如出现一过性氨基转移酶上升可继续用药，加保肝治疗观察，如出现黄疸应立即停药。

（3）吡嗪酰胺（Z）

0.5g，tid；每周 3 次用药为 1.5～2.0g/d。常见不良反应为高尿酸血症、肝损害、食欲不振、关节痛和恶心。

（4）乙胺丁醇（E）

0.75g/d，顿服；每周 3 次用药为 1.0～1.25g/d。不良反应为视神经炎。

（5）链霉素（S）

肌内注射，每日量为 0.75g，每周 5 次；间歇用药每次为 0.75～1.0g，每周2～3 次。不良反应主要为耳毒性、前庭功能损害和肾毒性等，严格掌握使用剂量。儿童、老人、孕妇、听力障碍和肾功能不良等要慎用或不用。

（6）氨基水杨酸（P）

4.0g，bid。常引起胃肠道反应，宜饭后服。

标准化疗方案，即 2 个月强化期和 4～6 个月巩固期：①强化期：异烟肼、利福平、吡嗪酰胺和乙胺丁醇，顿服，2 个月；②巩固期：异烟肼、利福平，顿服，4 个月。简写为 2HRZE/4HR。

3. 对症处理

（1）腹痛

可用颠茄、阿托品或其他抗胆碱能药物。

（2）不完全性肠梗阻

有时需行胃肠减压，并纠正水、电解质紊乱。

（3）有贫血及维生素缺乏症表现者

对症用药。

4. 手术治疗

手术治疗主要限于：①完全性肠梗阻，或部分性肠梗阻经内科治疗未见好转者；②急性肠穿孔引起粪瘘经保守治疗未见改善者；③大量肠道出血经积极抢救未能止血者。

【护理评估】

（1）评估患者肠结核的临床症状

肠结核一般起病缓慢，早期症状不明显，易被忽视，全身症状表现为发热、盗汗、消瘦、乏力等结核病中毒症状以及腹胀、腹痛、腹泻与便秘等消化道症状。观察患者餐后有无腹胀，是否伴有消化不良、食欲减退、恶心、呕吐等肠结核早期症状。

（2）评估患者是否存在腹泻与便秘的症状

腹泻为肠结核最常见症状，粪便多为稀水样或糊状，一日数次或十几次，多在腹痛后出现。腹泻与便秘交替是肠道功能紊乱的结果。

（3）评估患者腹痛的部位和疼痛程度

腹痛为主要常见症状，占80%~90%。为慢性腹痛，腹痛部位和病变部位相关。一般为隐痛，有时是绞痛，进食可以诱发或加重。

（4）观察患者是否存在并发症

肠梗阻、肠穿孔、肠出血、窦道形成等为肠结核的并发症。

【护理诊断】

（1）疼痛

与结核杆菌侵犯肠黏膜导致炎性病变有关。

（2）腹泻

与肠结核所致肠道功能紊乱有关。

（3）营养失调：低于机体需要量

与结核杆菌感染及病程迁延导致慢性消耗有关。

（4）有体液不足的危险

与腹泻有关。

【护理措施】

（1）一般护理

保持病室环境整洁、安静、舒适；患者应卧床休息，避免劳累；全身毒血症状重者应严格卧床休息，以降低机体消耗，待病情稳定后可逐步增加活动量。

（2）饮食护理

患者应摄入高热量、高蛋白、高维生素、易消化的食物。

（3）心理护理

主动关心、体贴患者，做好有关疾病及自我护理知识的宣传教育。特别对于有精神、神经症状的患者，更应给予关照，关注其情绪变化，及时疏导其不良心理状态，使之安心疗养。

（4）病情观察

观察结核毒血症状及腹部症状体征的变化；观察患者粪便性状、颜色；监测血沉变化，以判断肠结核的转归情况。

（5）对症护理

腹痛时可采取分散患者注意力、腹部按摩、针灸等方法，必要时遵医嘱应用阿托品等药物镇痛；腹泻时应避免进食含纤维素多的食物，同时可适当使用止泻药物；便秘时嘱患者多食含纤维素高的食物，可使用开塞露、灌肠等通便方法。

（6）用药护理

根据病情、疼痛性质和程度选择性地给予药物镇痛，是解除胃肠道疾病疼痛的重要措施。

1）一般疼痛发生前用药要较疼痛剧烈时用药效果好且剂量偏小。用药后应注意加强观察，防止发生不良反应、耐药性和依赖性。因阿托品有加快心率、咽干、面色潮红等不良反应，哌替啶、吗啡有依赖性，吗啡还可抑制呼吸中枢等，故疼痛减轻或缓解后应及时停药。

2）观察抗结核药物不良反应，使用链霉素、异烟肼（雷米封）、利福平等药物时，注意有无耳鸣、头晕、恶心、呕吐等中毒症状及过敏反应。

（7）体温过高护理

1）保持病室环境整洁、安静、舒适。患者应卧床休息，避免劳累；全身毒血症状重者应严格卧床休息，以降低机体消耗，待病情稳定后可逐步增加活动量。

2）给予高热量、高蛋白、高维生素、易消化的流质或半流质饮食，鼓励多进食，多食水果，多饮水，保证每日摄水量达 2500～3000ml。不能进食者，应按医嘱从静脉补充营养与水分，同时监测患者的尿量和出汗情况，以便调整补液量，并保持排便通畅。

3）严密观察病情变化，体温＞38.5℃时，应每 4 小时测量 1 次体温、脉搏、呼吸，处于体温变化过程中的患者应每 2 小时测量 1 次并记录，或按病情需要随时监测。

4）体温＞39℃，应给予物理降温，如冷敷、温水擦浴、冷生理盐水灌肠等，以降低代谢率、减少耗氧量。冷湿敷法是用冷水或冰水浸透毛巾敷于头面部和血管丰富处，如腘窝、股根部、腋下、颈部，每 10～15 分钟更换 1 次；用冷生理盐水灌肠，婴儿每次 100～300ml。

（8）腹痛护理

1）病情观察：①密切观察疼痛的部位、性质、程度及其变化，增生型肠结核注意有无并发肠梗阻；②急性腹痛者还应观察生命体征的变化；③溃疡型肠结核注意有无盗汗、发热、消瘦、贫血等症状；④腹痛发作时严禁随意使用镇痛药，以免掩盖症状；⑤观察腹泻程度、粪便的性状、次数、量、气味和颜色的变化。注意有无脱水征。

2）一般护理：①急性起病、腹痛明显者应卧床休息，保持环境安静、舒适，温湿度适宜；②根据疼痛的性质、程度，按医嘱选择禁食、流质、半流质饮食。

3）对症护理：①排便后用温水清洗肛周，保持清洁干燥，涂凡士林或抗生素软膏以保护肛周皮肤；②遵医嘱给予液体、电解质、营养物质输入，注意输入速度的调节；③全身毒血症状严重、盗汗多者及时更换衣服，保持床铺清洁、干燥，加强口腔护理。

4）向患者讲解有关缓解腹痛的知识：①指导和帮助其用鼻深吸气，然后张口慢慢呼气，如此有节奏地反复进行；②指导式的想象：利用一个人对某一特定事物的想象力从而达到预期效果，如通过回忆一些有趣的往事等使注意力转移、疼痛减轻；③局部热疗法：除急腹症外，可对疼痛的局部用热水袋热敷。热敷时注意水温，防止烫伤；④放松疗法：通过自我意识，集中注意力，使全身各部分肌肉放松，从而提高患者对疼痛的耐受力。

5）用药护理：根据病情、疼痛性质和程度选择性地给予药物镇痛，是解除胃肠道疾病疼痛的重要措施。一般疼痛发生前用药较疼痛剧烈时用药效果好，且剂量偏小。

6）心理指导：慢性腹痛患者因病程长、反复发作，且又无显著疗效，常出现焦虑情绪。疼痛发作时可通过心理疏导或转移注意力及介绍必要的疾病相关知识等方法，消除患者恐惧、焦虑、抑郁等心理，稳定患者的情绪，使其精神放松，增强对疼痛的耐受性，从而减轻或消除疼痛。

（9）腹泻护理

可用热敷，以减弱肠道运动，减少排便次数，并有利于腹痛等症状的减轻。慢性轻症者可适当活动，饮食以少渣、易消化食物为主，避免生冷、多纤维、刺激性食物。急性腹泻应根据病情和医嘱，给予饮食护理，如禁食或用流质、半流质、软食。排便频繁时，因粪便的刺激，可使肛周皮肤损伤，引起糜烂及感染。排便后应用温水清洗肛周，保持清洁、干燥。

（10）失眠护理

1）安排有助于睡眠和休息的环境，关闭门窗、拉上窗帘，夜间睡眠时使用壁灯。

2）保持病室内温度舒适，盖被适宜。

3）尽量满足患者以前的入睡习惯和入睡方式，建立与以前相类似规律的活动和休息时间表。有计划地安排好护理活动，尽量减少对患者睡眠的干扰。

4）提供促进睡眠的措施，睡前减少活动量。睡前避免喝咖啡或浓茶水。睡前热水泡足或洗热水浴，可以做背部按摩、听轻柔的音乐或提供娱乐性的读物。

5）指导患者使用放松技术，如缓慢地深呼吸，全身肌肉放松疗法等。

6）限制晚饭的饮水量，睡前排尿，必要时，入睡前把便器放在床旁。

7）遵医嘱给镇静催眠药，并评价效果，积极实施心理治疗。

【健康教育】

（1）饮食指导

1）向患者解释营养对治疗肠结核的重要性。由于结核病是慢性消耗性疾病，只有保证营养的供给，提高机体抵抗力，才能促进疾病的痊愈。

2）与患者及家属共同制订饮食计划。

3）应给予高热量、高蛋白、高维生素且易消化的食物。

4）腹泻明显的患者应少食乳制品、富含脂肪的食物和粗纤维食物，以免加快肠蠕动。

5）肠梗阻的患者要严格禁食。严重营养不良者应协助医师进行静脉营养治疗，以满足机体代谢需要。

6）每周测量患者的体重，并观察有关指标，如电解质、血红蛋白，以评价其营养状况。

（2）心理指导

肠结核治疗效果不明显时，患者往往担忧预后。纤维结肠镜等检查有一定痛苦，故应注重患者的心理护理，通过解释、鼓励来提高患者对配合检查和治疗的认识，稳定其情绪。

（3）出院指导

1）肠结核的预后取决于早期诊断与及时正规治疗，一般预后良好。必须向患者强调有关结核病的防治知识，特别是肠结核的预防重在肠外结核，如肺结核的早期诊断与积极治疗对于防治肠结核至关重要。

2）注意个人卫生，提倡公筷进餐或分餐制，鲜牛奶应消毒后饮用。

3）患者的餐具及用物均应消毒，对患者的粪便也应进行消毒处理。

4）嘱患者注意休息，要劳逸结合，避免疲劳、受寒。

5）指导患者坚持抗结核药物治疗，说明规范治疗与全程治疗结核病的重要性，按时、按量服用药物，切忌自行停药。

6）要注意观察药物的疗效和不良反应，了解抗结核药物不良反应及预防方法，有不适立即到医院就诊，并遵医嘱定期门诊复查。

二、结核性腹膜炎

结核性腹膜炎是由结核杆菌引起的慢性弥漫性腹膜感染。以儿童、青壮年多见，女性略多于男性。临床表现主要为倦怠、发热、腹痛与腹胀等，可引起肠梗阻、肠穿孔和形成瘘管等并发症。

大多数结核性腹膜炎是腹腔脏器，如肠系膜淋巴结结核、肠结核、输卵管结核等活动性结核病灶直接蔓延侵及腹膜引起。少数病例可由血行播散引起，常见的原发病灶有粟粒型肺结核及关节、骨、睾丸结核，可伴有结核性多浆膜炎等。

因侵入腹腔的结核菌数量、毒力及机体免疫力不同，结核性腹膜炎的病理改变可表现为 3 种基本的病理类型，即渗出型、粘连型、干酪型，以渗出型、粘连型多见。当可有 2 种或 3 种类型的病变并存时，称混合型。

【临床表现】

结核性腹膜炎的临床表现随原发病灶、感染途径、病理类型及机体反应性的不同而异。其起病缓急不一，多数起病较缓，也有急性发病者。

1. 症状

（1）全身症状

结核毒血症状常见，主要是发热和盗汗。以低热和中等热为最多，约 1/3 患者有弛张热，少数可呈稽留热。高热伴有明显毒血症者，主要见于渗出型、干酪型，或伴有粟粒型肺结核、干酪型肺炎等严重结核病的患者。后期有营养不良，表现为消瘦、贫血、水肿、舌炎、口角炎等。

（2）腹痛

多位于脐周或右下腹，间歇性发作，常为痉挛性阵痛，进餐后加重，排便或肛门排气后缓解。腹痛的发生可能与进餐引起胃肠反射或肠内容物通过炎症、狭窄肠端、引起局部肠痉挛有关。如腹痛呈阵发性加剧，应考虑并发不完全性肠梗阻。偶可表现为急腹症，是肠系膜淋巴结结核、腹腔内其他结核的干酪样坏死病灶破溃、或肠结核急性穿孔所致。

(3) 腹胀

多数患者可出现不同程度的腹胀，多是结核毒血症或腹膜炎伴有肠功能紊乱引起，也可因腹腔积液或肠梗阻所致。

(4) 腹泻、便秘

腹泻常见，排便次数因病变严重程度和范围不同而异，一般每天 2～4 次，重者每天达十余次。粪便成糊状，一般不含脓血，不伴有里急后重。腹泻主要与腹膜炎引起的胃肠功能紊乱有关，偶可由伴有的溃疡性肠结核或干酪样坏死病变引起的肠管内瘘等引起。有时腹泻与便秘交替出现。

(5) 腹壁柔韧感

柔韧感是腹膜受到轻度刺激或慢性炎症造成，可见于各型，但一般认为是粘连型结核性腹膜炎的临床特征。绝大多数患者均有不同程度的压痛，一般较轻微，少数压痛明显并有反跳痛，后者多见于干酪型。

(6) 腹部肿块

粘连型及干酪型患者的腹部常可触及肿块，多位于中下腹部。肿块多由增厚的大网膜、肿大的肠系膜淋巴结、粘连成团的肠曲或干酪样坏死脓性物积聚而成，其大小不一，边缘不齐，有时呈横行块状物或有结节感，多有轻微触痛。

2. 体征

(1) 全身状况

患者呈慢性病容，后期有明显的营养不良，表现为消瘦、水肿、苍白、舌炎、口角炎等。

(2) 腹部压痛与反跳痛

多数患者有腹部压痛，一般轻微，少数压痛明显，且有反跳痛，常见于干酪型结核性腹膜炎。

(3) 腹壁柔韧感

是结核性腹膜炎的临床特征，是腹膜慢性炎症、增厚、粘连所致。

(4) 腹部包块

见于粘连型或干酪型，常由增厚的大网膜、肿大的肠系膜淋巴结、粘连成团的肠曲或干酪样坏死脓性物积聚而成。多位于脐周，大小不一，边缘不整，表面粗糙呈结节感，不易推动。

(5) 腹腔积液

多为少量至中量腹腔积液，腹腔积液超过 1000ml 时可出现移动性浊音。

3. 并发症

肠梗阻常见，多发生于粘连型。肠瘘一般多见于干酪型，往往同时有腹腔脓肿形成。

4. 结核性腹膜炎与肠结核的鉴别（表 5-1）

表 5-1 结核性腹膜炎与肠结核的鉴别

项　　目		结核性腹膜炎	肠结核
感染途径		多为直接蔓延	多为经口感染
原发病		肠结核（最常见）、肠系膜淋巴结结核、输卵管结核、血行播散感染者多为粟粒型肺结核	开放性肺结核（最常见）、血行播散感染者多为粟粒型肺结核、直接蔓延者多为女性生殖器结核
临床表现	发热	低或中度热（最常见）	低热、弛张热、稽留热
	腹痛	多位于脐周、下腹的持续性隐痛或钝痛	多位于右下腹的持续性隐痛或钝痛
	触诊	腹壁柔韧感	无特征
	腹腔积液	草黄色、淡血性、乳糜性	无
	腹块	见于粘连型或干酪型	见于增生型肠结核
	腹泻	常见，3~4 次/天，粪便糊状	因病变范围及严重程度不同而异
	梗阻	多见于粘连型	晚期可有

【辅助检查】

（1）血象、红细胞沉降率与结核菌素试验

部分患者有轻度至中度贫血，多为正细胞正色素性贫血。白细胞计数大多正常，干酪型患者或腹腔结核病灶急性扩散时，白细胞计数增多。多数患者红细胞沉降率增快，可作为活动性病变的指标。结核菌素试验呈强阳性有助于结核感染的诊断。

(2) 腹腔积液检查

腹腔积液多为草黄色渗出液，少数为淡血色，偶见乳糜性，比重一般超过 1.018，蛋白质含量>30g/L，白细胞计数>500×10⁶/L，以淋巴细胞为主。但有时因低清蛋白血症或合并肝硬化，腹腔积液性质可接近漏出液。结核性腹膜炎的腹腔积液腺苷脱氨酶活性常增高，普通细菌培养结果常为阴性，腹腔积液浓缩找结核分枝杆菌或结核分枝杆菌培养阳性率均低，腹腔积液动物接种阳性率>50%，但费时较长。

(3) 腹部 B 超检查

可发现少量腹腔积液，也可为腹腔穿刺提示准确位置，同时也可辅助鉴别腹部包块性质。

(4) X 线检查

腹部 X 线平片检查有时可见钙化影，提示钙化的肠系膜淋巴结核。X 线胃肠钡剂造影检查可发现肠粘连、肠结核、肠瘘、肠腔外肿块等征象，有辅助诊断的价值。

(5) 腹腔镜检查

可窥见腹膜、网膜、内脏表面有散在或聚集的灰白色结节，浆膜浑浊粗糙，活组织检查有确诊价值。检查适用于有游离腹腔积液的患者，禁用于腹膜有广泛粘连者。

【治疗原则】

(1) 抗结核化学药物治疗一般以链霉素、异烟肼及利福平联合应用为佳，也可另加吡嗪酰胺或乙胺丁醇，病情控制后，可改为异烟肼与利福平或异烟肼口服加链霉素每周 2 次，疗程应>12 个月。

(2) 对腹腔积液型患者，在放腹腔积液后于腹腔内注入链霉素、醋酸可的松等药物，每周 1 次，可加速腹腔积液吸收并减少粘连。

(3) 对血行播散或结核毒血症严重的患者，在应用有效的抗结核药物治疗的基础上，也可加用肾上腺皮质激素以减轻中毒症状，防止肠粘连及肠梗阻发生。

(4) 鉴于本病常继发于体内其他结核病，多数患者已接受过抗结核药物治疗，因此，对这类患者应选择以往未用或少用的药物，制订联合用药方案。

(5) 当并发肠梗阻、肠穿孔、化脓性腹膜炎时，可行手术治疗。与腹内肿瘤鉴别确有困难时，可行剖腹探查。手术适应证包括：①并发完全性肠梗阻或有不全性肠梗阻经内科治疗而未见好转者；②急性肠穿孔，或腹腔脓肿经抗生素治疗未见好转者；③肠瘘经抗结核化疗与加强营养而未能闭合者；④当诊断困难，与急腹症不能鉴别时，可考虑剖腹探查。

【护理评估】

(1) 健康史

需要采集病史，评估病因，了解是否有结核病史。

(2) 身体状况

仔细评估结核性腹膜炎的影响及生命体征情况。

(3) 心理-社会状况

评估患者与家属心理情况与需求，了解患者的心理压力与应激表现，提供适当心理、社会支持。

【护理诊断】

(1) 体温过高

与结核病毒血症有关。

(2) 营养失调：低于机体需要量

与慢性消耗性疾病以及舌炎、口角炎进食困难有关。

(3) 腹痛

与腹膜炎有关。

(4) 腹泻

与腹膜炎性刺激导致肠功能紊乱有关。

(5) 体液过多（腹腔积液）

与腹膜充血、水肿、浆液纤维蛋白渗出有关。

(6) 潜在并发症

肠梗阻、腹腔脓肿、肠瘘及肠穿孔。

【护理措施】

(1) 一般护理

1）保持环境整洁、安静、空气流通及适宜的温、湿度。卧床休息，保证充足的睡眠，减少活动。有腹腔积液者取平卧位或半坐卧位。

2）提供高热量、高蛋白、高维生素、易消化饮食，如新鲜蔬菜、水果、鲜奶、豆制品、肉类及蛋类等；有腹腔积液者限制钠盐摄入，少进或不进引起腹胀的食物。

3）结核毒血症状重者，应保持皮肤清洁、干燥，及时更换衣裤；给予腹泻患者肛周护理。

（2）病情观察

1）密切观察腹痛的部位、性质及持续时间，对骤起急腹痛要考虑腹腔内其他结核病灶破溃或并发肠梗阻、肠穿孔等。

2）观察腹泻、便秘情况，有无发热。

3）定期监测体重、血红蛋白等营养指标。

（3）用药护理

1）观察抗结核药物的不良反应，注意有无头晕、耳鸣、恶心等中毒症状及过敏反应。

2）定期检查患者听力及肝、肾功能。

3）督促患者不能自行停药，避免影响治疗。

（4）腹腔穿刺放腹腔积液护理

1）术前向患者解释腹腔穿刺的目的、方法、注意事项，消除其紧张心理，以取得配合。

2）术前测量体重、腹围、生命体征，排空膀胱。

3）术中及术后监测生命体征，观察有无不适反应。

4）术毕缚紧腹带，记录抽出腹腔积液的量、性质、颜色、及时送验标本。

（5）体温过高护理

1）高热时卧床休息，减少活动。提供合适的环境温度。出汗较多而进食较少者应遵医嘱补充热量、水及电解质。

2）评估发热类型及伴随症状，体温过高时，应根据具体情况选择适宜的降温方式，如温水或酒精擦浴、冰敷、冰盐水灌肠及药物降温等。

3）及时更换衣服、盖被，注意保暖，并协助翻身，注意皮肤、口腔的清洁与护理。

（6）疼痛护理

1）观察疼痛的部位、性质及持续时间。耐心听取患者对疼痛的主诉，并表示关心和理解。

2）提供安静舒适的环境，保证充足睡眠。

3）腹痛应对方法：教会患者放松技巧，如深呼吸、全身肌肉放松、自我催眠等；教会患者分散注意力，如与人交谈、听音乐、看书报等；

适当给予解痉药，如阿托品、东莨菪碱等。

4）腹痛严重时遵医嘱给予相应处理，如合并肠梗阻行胃肠减压，合并急性穿孔行外科手术治疗。

（7）腹泻护理

1）观察患者排便次数及粪便的性状、量、颜色。

2）腹泻严重者给予禁食，并观察有无脱水症，遵医嘱补液、止泻。

3）排便频繁者，每次便后宜用软质纸擦拭肛门，并用温水清洗干净，以防肛周皮肤黏膜破溃、糜烂。

4）检测电解质及肝功能变化。

【健康教育】

（1）饮食指导

1）为提高患者的抗病能力，除给予支持疗法外还需帮助患者选择高蛋白、高热量，高维生素（尤其含维生素 A）食物，如牛奶、豆浆、鱼、瘦肉、甲鱼、鳝鱼、蔬菜、水果等。

2）鼓励患者多饮水，每日>2L，保证机体代谢的需要和体内毒素的排泄，必要时遵医嘱给予静脉补充。

3）协助患者晨起、餐后、睡前漱口，加强口腔护理，口唇干燥者涂液状石蜡保护。积极治疗和预防口角炎、舌炎及口腔溃疡。

4）进食困难者遵医嘱静脉补充高营养，如氨基酸、脂肪乳剂、白蛋白等。必要时检测体重及血红蛋白水平。

（2）心理指导

指导患者及家属与同病房患者进行沟通，讲解本病的基本知识，使其了解本病无传染性，解除思想顾虑。给患者创造良好的休养环境及家庭社会支持系统。

（3）基础护理

1）结核活动期，有高热等严重结核病毒性症状应卧床休息，保持环境安静、整洁、舒适、空气流通及适宜的温、湿度，保证充足的睡眠，使患者心境愉悦，以最佳的心理状态接受治疗。减少活动。

2）有腹腔积液者取平卧位或半坐卧位，恢复期可适当增加户外活动，如散步、打太极拳、做保健操等，有条件者可选择空气新鲜、气候温和处疗养，提高机体的抗病能力。

3）轻症患者在坚持化疗的同时，可进行正常工作，但应避免劳累和重体力劳动，戒烟、戒酒，做到劳逸结合。

（4）出院指导

1）告知患者本病呈慢性经过，经正规抗结核治疗，一般预后良好。

2）嘱患者积极配合治疗。根据原发结核病灶不同，有针对性地对患者及家属进行有关消毒、隔离等知识的宣教，防止结核菌的传播。

3）指导患者注意休息，适当进行体力活动，注意避免劳累，避免受寒和感冒。

4）加强营养，指导患者进食高热量、高蛋白、高维生素、易消化的食物，多食蔬菜、水果类。

5）坚持按医嘱服药，不能随意自行停药，注意观察药物的不良反应，如恶心、呕吐等胃肠道反应以及肝、肾功能损害等。

6）遵医嘱定期复查，及时了解病情变化，以利于治疗方案的调整。

第二节　溃疡性结肠炎

溃疡性结肠炎（UC）是一种原因不明的主要发生在结肠黏膜层的炎症性病变，以溃疡糜烂为主，多起始于远段结肠，亦可遍及全部结肠，以血性黏液便、腹痛、里急后重、腹泻为主要症状，可发生于任何年龄，多发生在20~40岁，亦可见于儿童和老年人，男女发病率无明显差别。起病缓慢，病程可为持续或呈活动性与缓解期交替的慢性过程。

UC病因未完全阐明，现有多种病因学说：①感染因素；②免疫异常；③遗传因素；④精神因素。

【临床表现】

1.症状及体征

起病多数缓慢，少数急性起病，偶见急性暴发起病。病程呈慢性经过，多表现为发作期与缓解期交替，少数症状持续并逐渐加重。

（1）消化系统表现

1）腹泻和黏液脓血便：见于绝大多数患者。黏液脓血便是本病活动期的重要表现，排便次数及便血的程度反映病情轻重。

2）腹痛：一般主诉有轻度至中度腹痛，多为左下腹或下腹的阵痛，亦可涉及全腹。有疼痛便意便后缓解的规律，常有里急后重。

3）其他症状：可有腹胀，严重者伴有食欲缺乏、恶心、呕吐。

4）体征：左下腹轻压痛，重型和暴发型患者常有明显压痛和鼓肠。若有腹肌紧张、反跳痛、肠鸣音减弱应注意中毒性巨结肠、肠穿孔等并发症。

（2）全身表现

中、重型患者活动期常有低至中度发热，高热多提示合并症或见于急性暴发型。重症或病情持续活动可出现衰弱、消瘦、贫血、低蛋白血症、水与电解质平衡紊乱等表现。

（3）肠外表现

本病可伴有多种肠外表现，包括外周关节炎、结节性红斑、巩膜外层炎、前葡萄膜炎、口腔复发性溃疡等。

（4）并发症

1）中毒性巨结肠：多发生在暴发型或重症溃疡性结肠炎患者。结肠病变广泛而严重，多以横结肠最严重。常因低钾、钡剂灌肠、使用抗胆碱能药物而诱发。表现为病情急剧恶化，毒血症明显，水、电解质平衡紊乱，持续性剧烈腹痛，鼓肠、腹部压痛，肠鸣音消失。血常规白细胞计数显著增加。X线腹部平片见结肠扩大，结肠袋消失。预后差，易引起急性肠穿孔。

2）直肠结肠癌变：多见于广泛性结肠炎、幼年起病而病程漫长者。

3）其他并发症：肠出血、肠穿孔、肠梗阻等。

2. 临床分型

按本病的病程、程度、范围及病期进行综合分型。

（1）类型

①初发型：指无既往史的首次发作；②慢性复发型：临床上最多见，发作期与缓解期交替；③慢性持续型：症状持续，间以症状加重的急性发作；④急性暴发型：少见，急性起病，病情严重，全身毒血症状明显。各型可相互转化。

（2）临床严重程度

①轻度：腹泻每日<4次，便血轻或无，无发热、脉数，贫血无或轻，红细胞沉降率正常；②重度：腹泻每日>6次，并有明显的黏液脓血便，体温>37.5℃、脉搏>90次/分，血红蛋白<100g/L，红细胞沉降率>30mm/h；③中度：介于轻度与重度之间。

（3）病变范围

可分为直肠炎、直肠乙状结肠炎、广泛性或全结肠炎。

（4）病情分期

分为活动期和缓解期。

【辅助检查】

（1）血液检查

血常规示血红蛋白下降，白细胞计数在活动期可有增多。红细胞沉降率加快和C-反应蛋白增高是活动期的标志。严重病例血清白蛋白下降。血中外周型抗中性粒细胞胞质抗体（ANCA）约70%阳性。

（2）粪便检查

粪便肉眼观有黏液脓血，显微镜检见红细胞和脓细胞，急性发作期可见巨噬细胞。粪便病原学检查目的是要排除感染性结肠炎，需反复多次进行（至少连续3次），包括：①常规致病菌培养；②取新鲜粪便，找溶组织阿米巴滋养体及包囊；③有血吸虫疫水接触史者做粪便集卵和孵化，以排除血吸虫病。

（3）X线钡餐灌肠检查

X线特征主要有：①黏膜粗乱和（或）颗粒样改变；②肠管边缘呈锯齿状或毛刺样，肠壁有多发性小充盈缺损；③肠管缩短，结肠袋消失呈铅管状。重型或暴发型病例不宜做钡剂灌肠检查，以免加重病情或诱发中毒性巨结肠。

（4）活组织检查

1）活动期：①固有膜内有弥漫性慢性炎性细胞、中性粒细胞、嗜酸性粒细胞浸润；②隐窝有急性炎性细胞浸润；③隐窝上皮增生，杯状细胞减少；④可见黏膜表层糜烂、溃疡形成和肉芽组织增生。

2）缓解期：①中性粒细胞消失，慢性炎性细胞减少；②隐窝大小、形态不规则，排列紊乱；③腺上皮与黏膜肌层间隙增宽；④潘氏细胞化生。

【治疗原则】

1. 一般治疗

　　强调休息、饮食和营养。针对病情严重程度，可予流质或半流饮食，甚至完全胃肠外营养治疗。及时纠正水、电解质平衡紊乱以及贫血、低蛋白血症。对腹痛、腹泻进行对症治疗，使用抗胆碱能药物或止泻药，如洛哌丁胺，宜慎重，重症患者应禁用。

2. 药物治疗

（1）活动期的治疗

　　尽快控制炎症，缓解症状。

　　1）轻度 UC：SASP 制剂，每日 3～4g，分次日服；或用相当剂量的5-ASA 制剂。病变分布于远段结肠者可酌用 SASP 或 5-ASA 栓剂 0.5～1g，每日 2 次；5-ASA 灌肠液 1～2g 或氢化可的松琥珀酸钠盐灌肠液100～200mg，每晚 1 次保留灌肠；有条件者可用布地奈德 2mg 保留灌肠，每晚 1 次；也可用中药保留灌肠。

　　2）中度 UC：可用上述剂量水杨酸类制剂治疗，反应不佳者适当加量或改口服糖皮质激素，常用泼尼松 30～40mg/d 口服。

　　3）重度 UC：一般病变范围较广，病情发展较快，需足量给药。

　　①未使用过糖皮质激素者，可口服泼尼松或泼尼松龙 40～60mg/d，观察 7～10 天，也可直接静脉给药；已使用过者，应静脉滴注氢化可的松 300mg/d 或甲泼尼龙 48mg/d。

　　②肠外应用广谱抗生素控制肠道继发感染，如硝基咪唑、喹诺酮类或头孢类抗生素等。

　　③静脉使用糖皮质激素 7～10 天后无效者可考虑环孢素 2～4mg/(kg·d) 静脉滴注 7～10 天，并应严格监测血药浓度。顽固性 UC 也可考虑其他免疫抑制剂，如硫唑嘌呤（Aza）、巯嘌呤（6-MP）等，剂量和用法参考 CD，或参考药典和教科书。

　　④患者卧床休息，适当输液、补充电解质；便血量大、Hb<90g/L和持续出血者应考虑输血；营养不良、病情较重者可用要素饮食，病情严重者应予肠外营养。

　　⑤上述治疗无效者，当条件允许时可采用白细胞洗脱疗法。并应及时请内、外科会诊，确定结肠切除手术的时机和方式。慎用解痉剂及止

泻剂，密切监测患者的生命体征和腹部体征变化，尽早发现和处理并发症。

（2）缓解期的治疗

缓解期应继续维持治疗，预防复发。除初发病例、轻症远段结肠炎患者症状完全缓解后可停药观察外，所有患者完全缓解后均应继续维持治疗。SASP 的维持治疗剂量一般为控制发作之半，多用 2~3g/d，并同时口服叶酸。也可用与诱导缓解相同剂量的 5-ASA 类药物。6-MP 或 Aza 等用于上述药物不能维持或对糖皮质激素依赖者。

（3）其他治疗

5-ASA 与免疫抑制剂均无效者，应考虑新型生物治疗剂，如抗肿瘤坏死因子-α（TNF-α）单克隆抗体。也可用益生菌维持治疗。中药方剂可辨证施治，适当选用。多种中药灌肠制剂也有一定的疗效。

3. 手术治疗

（1）绝对指征

大出血、穿孔、明确或高度怀疑癌肿及组织学检查发现重度异型增生或肿块性损害轻、中度异型增生。

（2）相对指征

①重度 UC 伴中毒性巨结肠、静脉用药无效者；②内科治疗症状顽固、体能下降、对糖皮质激素抵抗或依赖的顽固性病例，替换治疗无效者；③UC 合并坏疽性脓皮病、溶血性贫血等肠外并发症者。

【护理评估】

（1）一般情况

患者的年龄、性别、职业、婚姻状况、健康史、心理、自理能力等。

（2）身体状况

①消化系统症状：腹泻、腹痛、腹胀情况，食欲缺乏、恶心、呕吐等情况；②全身情况：生命体征、神志、精神状态，有无发热、脉数等症状；有无衰弱、消瘦、贫血、低蛋白血症、水与电解质平衡紊乱等表现。

（3）评估疾病状况

评估疾病的临床类型、严重程度及病变范围。

【护理诊断】

(1) 腹泻

与肠道炎症导致肠黏膜对水、钠吸收障碍以及炎性刺激导致肠蠕动增加有关。

(2) 舒适的改变

与肠道黏膜的炎性浸润及溃疡导致的腹痛有关。

(3) 营养失调：低于机体需要量

与长期频繁腹泻及吸收不良有关。

(4) 焦虑

与病程长、病情易反复有关。

(5) 知识缺乏

与缺乏自我保健知识有关。

(6) 潜在并发症

中毒性巨结肠、直肠结肠癌变、肠道大出血、肠梗阻。

【护理措施】

(1) 休息与活动指导

1) 急性发作期或者病情严重时均需卧床休息。

2) 应鼓励轻症或缓解期患者参加一般的轻松工作，适当休息。

3) 避免过度劳累，注意劳逸结合。

(2) 饮食指导

1) 急性发作期，应进食流质或半流质饮食；病情严重者应禁食，使肠道得到休息，以利于减轻炎症、控制症状。

2) 保持室内空气新鲜，提供良好的进餐环境，避免不良刺激以增加食欲。

3) 合理选择饮食：摄入高热量、高蛋白、多种维生素、柔软、少纤维的食物，少食多餐。

4) 避免食用生冷、刺激性强、易产生过敏反应的食物。因服用牛奶导致腹泻加重者，应避免服用牛奶及乳制品。

(3) 用药指导

1) 告知患者及家属坚持用药的重要性，说明药物的具体服用方法及不良反应。

2) 嘱患者坚持治疗，勿随意更换药物、减量或停药。服药期间要定期复查血常规。

3）告知患者及家属勿擅自使用解痉剂，以免诱发结肠扩张。

4）教会患者家属识别药物的不良反应：服用柳氮磺胺吡啶（SASP）时，可出现恶心、呕吐、食欲不振、皮疹、粒细胞减少、再生障碍性贫血、自身免疫性溶血等；应餐后服药，多饮水；服用糖皮质激素者，要注意激素不良反应，不可随意减量、停药，防止反跳现象发生；应用硫唑嘌呤或巯嘌呤可出现骨髓抑制的表现，需注意监测白细胞计数。出现异常情况，如疲乏、头痛、发热、手足发麻、排尿不畅等症状应及时就诊，以免耽误病情。

（4）心理指导

1）正确认识疾病，树立信心。

2）保持心情平和、舒畅，自觉地配合治疗。

3）情绪波动是本病起因或加重的诱因，注意心理状态变化，及时宣泄不良情绪，及时给予心理疏导和心理支持。

4）病情许可时，可参加适当的活动分散注意力，能自己控制情绪，调节心理状态，避免精神过度紧张、焦虑，减轻避免高级神经功能紊乱而加重病情。

（5）病情观察及护理

1）观察排粪的次数、颜色、性状及量。

2）准确记录出入量。

3）观察腹痛变化，如毒血症明显、高热伴腹胀、腹部压痛、肠鸣音减弱或消失，或出现腹膜刺激征提示有并发症。遵医嘱给药，采用舒适的体位，指导患者使用放松技巧。

4）物理降温，可用冰袋冰敷、酒精擦浴、温水擦浴等，必要时给予退热剂。

5）保护肛门及周围皮肤的清洁、干燥；手纸应柔软、动作要轻柔；排便后可用温开水清洗肛门及周围皮肤，必要时局部可涂抹紫草油或鞣酸软膏以保护皮肤。

6）选择个性化的灌肠时间，行保留灌肠治疗前，患者应排尽尿、便，取左侧卧位，抬高臀部10cm左右，使药液不易溢出，灌肠速度缓慢。

（6）恢复期指导

1）应增强自我保健意识，提高其依从性。

2）避免溃疡性结肠炎复发的常见诱因，如精神刺激、过度劳累、饮食失调、感染、擅自减药或停药。

3）建立积极的应对方式，提供较好的家庭及社会支持。

4）避免情绪激动，减少生活事件的刺激。

5）定期复诊，如有腹泻、腹痛、食欲不振、消瘦等症状随时复查。发生腹痛加剧或出现黑便应立即就诊。

【健康教育】

（1）出院后坚持服药治疗，缓解期主要以氨基水杨酸制剂进行维持治疗。维持治疗时间至少3年。

（2）注意饮食有节，腹痛、腹泻者宜食少渣、易消化、低脂肪、高蛋白质饮食；尽量避免可疑不耐受的食物，如鱼、虾、蟹、鳖、牛奶、花生等；忌食辣椒及生冷食品，戒除烟酒嗜好。

（3）注意衣着，保持冷暖相适。

（4）注意劳逸结合，避免劳累，适当进行体育锻炼以增强体质，预防肠道感染，对防止复发或病情进一步发展有一定作用。保持心情舒畅安静。

（5）当有肠道感染时应及早治疗。

第三节　克罗恩病

克罗恩（Crohn）病（CD）是一种病因未明、主要累及末端回肠和邻近结肠的慢性炎症性肉芽肿疾病，整个消化道均可累及，临床表现以腹痛、腹泻、瘘管形成和肠梗阻为特点，可伴有发热、营养障碍等全身表现，以及关节、皮肤、眼、口腔黏膜、肝等肠外损害。发病年龄多在15~30岁，有终生复发倾向。

Crohn 病的病因未完全明了，可能与感染、免疫、遗传有关，三者相互作用可导致肠黏膜免疫反应过度活跃，造成肠道组织炎症和损伤。

【临床表现】

1. 症状

（1）腹痛

最常见，多位于右下腹或脐周，常于进餐后加重，排便或肛门排气后缓解。持续性腹痛和明显压痛多提示炎症波及腹膜或腹腔内脓肿形成；全腹剧痛和腹肌紧张提示病变肠段急性穿孔。

（2）腹泻

先是间歇发作，后可转为持续性。粪便多为糊状，一般无脓血和黏液。病变涉及下段结肠或肛门直肠者可有黏液血便及里急后重。

（3）腹部包块

多位于右下腹与脐周。固定提示有粘连，多有内瘘形成。瘘管形成是克罗恩病的特征性临床表现。

（4）全身表现

较多且明显，主要表现：①发热：与肠道炎症活动及继发感染有关，呈间歇性低热或中度热，少数呈弛张高热多提示有毒血症，少数患者以发热为首发和主要症状；②营养障碍：与慢性腹泻、食欲减退及慢性消耗有关，表现为消瘦、贫血、低蛋白血症和维生素缺乏等。

（5）肛门周围病变

包括肛门周围瘘管、脓肿形成及肛裂等病变。

（6）肠外表现

与溃疡性结肠炎的肠外表现相似，但发生率较高。据我国统计，以口腔黏膜溃疡、皮肤结节性红斑、关节炎及眼病常见。

2. 体征

（1）患者可呈慢性病容，精神状态差，重者呈消瘦贫血貌。

（2）轻者仅有右下腹或脐周轻压痛，重症者常有全腹明显压痛。

（3）部分病例可触及腹块，以右下腹和脐周多见，是肠粘连、肠壁和肠系膜增厚以及肠系膜淋巴结增大引起。

（4）瘘管形成是克罗恩病的特征性体征，是透壁性炎性病变穿透肠壁全层至肠外组织或器官所致。

（5）部分患者可见肛门直肠周围瘘管、脓肿形成及肛裂等肛门周围病变，有时这些病变可为本病的首发或突出的体征。

3. 并发症

肠梗阻最常见，其次是腹腔内脓肿，可有吸收不良综合征，偶可并发急性穿孔或大量便血，累及直肠、结肠者可发生癌变。

4. 克罗恩病与溃疡性结肠炎的鉴别（表 5-2）

表 5-2　克罗恩病与溃疡性结肠炎的鉴别

	克罗恩病	溃疡性结肠炎
症状	有腹泻，但脓血便较少见	脓血便多见
病变分布	呈节段性	连续
范围	全层	黏膜层及黏膜下层
部位	回盲部	直肠、乙状结肠
内镜	纵行溃疡，周围黏膜正常，即呈鹅卵石改变，病变间黏膜外观正常（非弥漫性）	溃疡浅，黏膜弥漫性充血、水肿、颗粒状炎性息肉
病理	裂隙状溃疡	隐窝脓肿、浅溃疡、杯状细胞减少
穿孔	少	少
瘘管	多	无
脓血便	少	多
肠腔狭窄	多见	少见

【辅助检查】

（1）血液检查

贫血常见，且与疾病严重程度平行；活动期白细胞计数增多；红细胞沉降率增快；血清清蛋白下降。血中外周型抗中性粒细胞胞质抗体和抗酿酒酵母抗体分别为 UC 和 CD 的相对特异性抗体，其检测有助于 UC 和 CD 的诊断和鉴别诊断。

（2）粪便检查

粪便潜血试验常为阳性，有吸收不良综合征者粪便脂肪排出量增加，并可有相应吸收功能改变。

（3）X 线检查

小肠病变做胃肠钡餐检查，结肠病变做钡剂灌肠检查。X 线表现为肠道炎性病变，可见黏膜皱襞粗乱、纵行溃疡或裂沟、鹅卵石征、假息肉、多发性狭窄等征象。由于病变肠段激惹及痉挛，钡剂很快通过，称跳跃征；钡剂通过迅速且遗留一细线状影，称线样征，多是肠腔狭窄所致。

（4）结肠镜检查

病变呈节段性分布，见纵行溃疡、鹅卵石样改变，肠腔狭窄，炎性息肉等。病变处活检有时可在黏膜固有层发现非干酪坏死性肉芽肿或大量淋巴细胞。

（5）活组织检查

较典型的改变：①非干酪性肉芽肿；②阿弗他溃疡；③裂隙状溃疡；④固有膜慢性炎细胞浸润、底部和黏膜下层淋巴细胞聚集；⑤黏膜下层增宽；⑥淋巴管扩张；⑦神经节炎；⑧隐窝结构大多正常，杯状细胞不减少；⑨病变肠段更可见穿壁性炎症、肠壁水肿、纤维化以及系膜脂肪包绕等改变，局部淋巴结亦可有肉芽肿形成。

【治疗原则】

1. 一般治疗

（1）戒烟，强调营养支持，重症者酌情使用要素饮食或全胃肠外营养。

（2）腹痛、腹泻者必要时可酌情使用抗胆碱能药物或止泻药，合并感染者经静脉途径给予广谱抗生素。

2. 药物治疗

（1）活动期治疗

1）回结肠型 CD

①轻度：柳氮磺吡啶（SASP）或 5-氨基水杨酸（5-ASA）作为初始治疗。SASP 每日 3～4g，分次口服；或用相当剂量的 5-ASA。SASP 1g 相当于美沙拉嗪 0.4g。

②中度：糖皮质激素作为初始治疗，常用泼尼松 30～40mg/d 口服。也可用布地奈德，合并感染加用抗生素，如环丙沙星 500～1000mg/d 或甲硝唑 800～1200mg/d。

③重度：首先使用糖皮质激素。患者未曾使用过糖皮质激素，可口服泼尼松或泼尼松龙 40～60mg/d，观察 7～10 天，也可直接静脉给药；患者已使用过糖皮质激素则应静脉滴注氢化可的松 300mg/d，或甲泼尼龙 48mg/d。

④早期复发、激素治疗无效或激素依赖者需加用硫唑嘌呤（Aza）1.5～2.5mg/（kg·d）或巯嘌呤（6-MP）0.75～1.5mg/（kg·d）。不能耐受者可改为甲氨蝶呤（MTX）15～25mg/w 肌内注射，或参考药典。此类药物起效缓慢，有发生骨髓抑制等严重不良反应的危险，使用时应密切监测。

⑤上述治疗无效或不能耐受，可使用英夫利昔单抗 5~10mg/kg，控制发作一般需静脉滴注 3 次，用法也可参考相关文献。也可考虑手术治疗。

2）结肠型 CD

①轻、中度：可选用 5-ASA 或 SASP，也可在治疗开始即使用糖皮质激素。远段病变可辅以局部治疗。

②重度：同重度回结肠型 CD。

3）小肠型 CD

①轻度：回肠病变可用足量控释 5-ASA；广泛性小肠 CD 营养治疗作为主要治疗方案。

②中、重度：使用糖皮质激素（布地奈德最佳）和抗生素，推荐加用 Aza 或 6-MP，不能耐受者改为 MTX。营养支持治疗则作为重要的辅助治疗措施。

③上述治疗无效，则考虑英夫利昔单抗或手术治疗。

④其他情况：累及胃、十二指肠者治疗与小肠型 CD 相同，加用质子泵抑制剂；肛门病变，如肛瘘，抗生素为第一线治疗；Aza、6-MP、英夫利昔单抗对活动性病变有良效，或加用皮下置管等，具体方案需因人而异。

（2）缓解期治疗

首次药物治疗缓解者，可用 5-ASA 维持缓解；频繁复发及病情严重者，在使用糖皮质激素诱导缓解时应加用 Aza 或 6-MP，缓解后继续以 Aza 或 6-MP 维持，不能耐受者换小剂量 MTX；使用英夫利昔单抗诱导缓解者，推荐继续使用维持缓解，建议与其他药物，如免疫抑制剂联合使用。维持缓解治疗一般为 3~5 年，甚至更长。

另外，有多种免疫抑制药物（如新型生物治疗剂）、益生菌、中药方剂等可供选择。

3. 手术治疗

CD 治疗的最后选择，适用于积极内科治疗无效而病情危及生命或严重影响生存质量、有并发症（穿孔、梗阻、腹腔脓肿等）者。

术后复发预防：复发率很高，原则上均要用药预防复发。一般选用 5-ASA。硝基咪唑类抗生素有效，但长期使用不良反应多。易于复发的高危患者可考虑使用 Aza 或 6-MP。预防用药推荐在术后 2 周开始，持续时间>2 年。

【护理评估】

参见本章第二节溃疡性结肠炎

【护理诊断】

参见本章第二节溃疡性结肠炎

【护理措施】

参见本章第二节溃疡性结肠炎

【健康教育】

参见本章第二节溃疡性结肠炎

第四节　肠易激综合征（IBS）

肠易激综合征（IBS）是一种以腹痛或腹部不适伴排便习惯改变为特征的功能性肠病，经检查排除可引起这些症状的器质性疾病。本病是最常见的一种功能性肠道疾病，患者以中青年居多，50 岁以后首次发病少见。男女比例约 1∶2。

IBS 女性患者中多见排便困难和粪便干结，而男性以腹泻和稀便为主。

病因和发病机制尚不清楚，目前公认的相关因素是心理障碍、内脏感觉过敏和胃肠运动紊乱，认为肠道感染后和精神心理障碍是 IBS 发病的重要因素。

【临床表现】

本病起病隐匿，症状反复发作或慢性迁延，病程可长达数年至数十年，但全身健康状况却不受影响。精神、饮食等因素常诱使症状复发或加重。最主要的临床表现是腹痛与排便习惯和粪便性状的改变。

1. 症状

(1) 腹痛

以下腹和左下腹多见，多于排便或排气后缓解，睡眠中痛醒者极少。

(2) 腹泻

一般每日3~5次，少数严重发作期可达十数次。粪便多呈稀糊状，也可为成形软便或稀水样，多带有黏液；部分患者粪质少而黏液量很多，无脓血。排便不干扰睡眠。部分患者腹泻与便秘交替发生。

(3) 便秘

排便困难，粪便干结、量少，呈羊粪状或细杆状，表面可附黏液。

(4) 其他消化道症状

多伴腹胀感，可有排便不净感、排便窘迫感。部分患者同时有消化不良症状。

(5) 全身症状

部分患者可有失眠、焦虑、抑郁、头晕、头痛等精神症状。

2. 体征

无明显体征，可在相应部位有轻压痛，部分患者可触及腊肠样肠管，直肠指检可感到肛门痉挛、张力较高，可有触痛。

【分型及诊断标准】

(1) 分型

IBS根据临床特点分为：①肠易激综合征便秘型（肠易激综合征-C）：硬便或块状便比例≥25%，稀糊状便或水样便比例<25%；②肠易激综合征腹泻型（肠易激综合征-D）：稀糊状便或水样便≥25%，硬便或块状便比例<25%；③混合型肠易激综合征（肠易激综合征-M）：硬便或块状便比例>25%，稀糊状便或水样便比例≥25%；④不定型肠易激综合征：粪便性状不符合上述3型。

(2) 诊断标准（罗马Ⅲ诊断标准）

1) 病程半年以上且近3个月持续存在腹部不适或腹痛，并伴有下列特点≥2项：①症状在排便后改善；②症状发生伴随排便次数改变；③症状发生伴随粪便性状改变。

2）以下症状不是诊断所必备，但属常见症状，这些症状越多越支持 IBS 的诊断：①排便频率异常（每天排便>3 次或每周<3 次）；②粪便性状异常（块状/硬便或稀水样便）；③粪便排出过程异常（费力、急迫感、排便不尽感）；④黏液便；⑤胃肠胀气或腹部膨胀感。

3）缺乏可解释症状的形态学改变和生化异常。

【辅助检查】

（1）血象及血浆蛋白检查

多属正常。

（2）粪便常规检查

多为正常或仅有少量黏液。

（3）结肠镜检查

无确切炎症或其他器质性损害，操作插镜时呈激惹现象，具有提示意义。

（4）结肠腔内压力测定

肌电检查可提示压力波及肌电波异常变化，对直肠气囊充气的耐受性差。

（5）X 线钡餐检查

可见小肠转运快，钡剂灌肠发现深而不规则的结肠袋，提示运动收缩紊乱。

【治疗原则】

主要是积极寻找并去除诱发因素和对症治疗，强调综合治疗和个体化的治疗原则。

（1）一般治疗

详细询问病史以发现诱发因素，并予以去除。告知患者 IBS 的诊断并详细解释疾病的性质，以解除患者顾虑和提高对治疗的信心，是治疗的关键。教育患者建立良好的生活习惯。避免进食诱发症状的食物，一般而言，宜避免产气的食物，如乳制品、大豆等。高纤维食物有助改善便秘。对失眠、焦虑者可适当给予镇静药。

（2）心理和行为疗法

症状严重而顽固，经一般治疗和药物治疗无效者应考虑予以心理行为治疗，包括心理治疗、认知疗法、催眠疗法和生物反馈疗法等。

（3）针对主要症状的药物治疗

1）胃肠解痉药抗胆碱药物可作为缓解腹痛的短期对症治疗。

2）止泻药洛哌丁胺或地芬诺酯止泻效果好，适用于腹泻症状较重者，但不宜长期使用。

3）对便秘型患者酌情使用泻药，宜使用作用温和的轻泻剂以减少不良反应和药物依赖性。

4）抗抑郁药适用于腹痛症状重，经上述治疗无效且精神症状明显者。

5）其他肠道菌群调节药，如双歧杆菌、乳酸杆菌、酪酸菌等制剂，可纠正肠道菌群失调，据报道对腹泻、腹胀有一定疗效，但确切临床疗效尚待证实。

【护理评估】

（1）一般情况

患者的年龄、性别、职业、婚姻状况、健康史、心理、既往史、饮食习惯等。

（2）身体状况

主要是评估腹部不适的部位、性状、时间等；了解腹泻的次数、性状、量、色、诱因及便秘的情况。

【护理诊断】

（1）舒适的改变

与腹痛有关。

（2）排便异常

与腹泻、便秘有关。

（3）焦虑

与病情反复发作，迁延不愈有关。

（4）知识缺乏

缺乏与疾病相关知识有关。

【护理措施】

（1）饮食的护理

IBS的各类型都与饮食有关，腹泻为主型IBS患者80%的症状发作与饮食有密切的相关性。因此，应避免食用诱发症状的食物，因人而异，通常应避免产气的食物，如牛奶、大豆等。早期应尽量进低纤维素饮食，但便秘型患者可进高纤维素饮食，以改善便秘症状。

（2）排便及肛周皮肤护理

可以通过人为干预，尽量改变排便习惯。对于腹泻型患者，观察其粪便的量、性状、排便次数并记录。多卧床休息，少活动。避免受寒，注意腹部及下肢保暖。做好肛门及周围皮肤护理，便后及时用温水清洗，勤换内裤，保持局部清洁、干燥。如肛周皮肤有淹红、糜烂，可使用抗生素软膏涂擦，或行紫外线理疗。对于便秘型患者可遵医嘱给予开塞露等通便药物。

（3）心理护理

IBS多发生于中青年，尤以女性居多。多数患者因工作、家庭、生活等引起长期而过度的精神紧张，故应给其更多的关怀，自入院开始尽可能提供方便，使其对新的环境产生信任感和归属感。在明确诊断后更要耐心细致的讲解病情，使他们对所患疾病有深刻的认识，避免对疾病产生恐惧，消除紧张情绪。耐心细致的讲解，也会使患者产生信任感和依赖感，有利于病情缓解。

【健康教育】

（1）指导患者保持良好的精神状态，注意休息，适当运动（如散步、慢跑等），以增强体质，保持心情舒畅。

（2）纠正不良的饮食及生活习惯，戒除烟酒，作息规律，保证足够的睡眠时间，睡前温水泡足，不饮咖啡、茶等兴奋性的饮料。

（3）当再次复发时应首先通过心理、饮食调整。效果不佳者应到医院就诊治疗。

第五节　功能性便秘

功能性便秘是一种排除肠道、全身器质性病因的功能性疾病，是生活规律改变、情绪抑郁、饮食因素、排便习惯不良等因素所致的原发性、持续性便秘，是临床较为常见的慢性便秘类型，又称习惯性便秘或单纯性便秘。随着现代化社会生活节奏加快和饮食结构的改变，功能性便秘的患病率逐年增多，成为影响现代人生活质量的重要因素，同时也是某些心脑血管疾病（如心绞痛、心肌梗死等）的诱发因素。据流行病学统计，老年人的功能性便秘患病率约为20%，远高于其他年龄段的平均患病水平，其中长期卧床的老年患者患病率高达 80%。随着人口老龄化进程加快，老年功能性便秘发病率有逐年升高的趋势。儿童便秘中，功能性便秘>90%。

一般情况，除肠道易激综合征外的功能性便秘患者，均可通过生活规律化、合理饮食、调畅情绪、养成良好排便习惯以及去除其他病因等手段达到治愈的目的。而患有肠易激综合征的患者，其发生的便秘虽属功能性便秘，但必须去医院做进一步的检查。功能性便秘的发生可能与心理因素、先天性异常、炎症刺激、滥用泻药及长期有意识抑制排便，或与支配肛门内外括约肌的神经功能异常有关。

【临床表现】

（1）肠内容物少导致的胃-结肠反射减弱及肠腔内压力低下，使排便反射减弱；膳食纤维含量少也使肠蠕动减少。

（2）由于经常便秘，滥用泻剂或灌肠，造成腹压减弱和意识性抑制便意，使之阈值上升、生理性的刺激不能引起排便反射。

（3）大肠存在憩室，形成硬块导致便秘。肠道激惹综合征患者因自主神经功能失调造成肠内容物输送失调。

【诊断标准】

一般采用罗马Ⅲ标准，即在过去的 1 年里至少 3 个月连续或间断出现以下 2 个或 2 个以上症状：

（1）至少25%的时间内有排便费力。

（2）至少25%的时间内有粪便干结。

（3）至少25%的时间内有排便不尽感。

（4）至少25%的时间内排便时有肛门阻塞感或肛门直肠梗阻。

（5）至少25%的时间内排便需用手法协助。

（6）至少25%的时间内每周排便少于 3 次。

同时要求不存在稀便，也不符合肠易激综合征的诊断标准。

【辅助检查】

全胃肠道钡餐检查和结肠镜检查对排除器质性病变，确立功能性便秘的诊断是必要的。结肠通过检测对诊断有帮助，同时还能对功能性便秘进行分型判断。

【治疗原则】

（1）改善生活习惯和饮食结构

调整不良排便习惯，增加日常活动量。改善饮食习惯，注意多饮水和多进食膳食纤维。

（2）药物治疗

1）通便剂：治疗功能性便秘的药物主要是通便剂，包括刺激性泻剂、容积性泻剂和渗透性泻剂等，宜选用作用温和、不良反应较少的药物。其中渗透性泻剂是临床高效、安全的常用药物。目前老年患者中常用的口服通便药有聚乙二醇4000及乳果糖。避免滥用刺激性泻药，若长期使用可造成肠微生态紊乱，肠动力下降致药物性便秘，甚至可诱发心、肾功能不全等，应逐步将刺激性泻药撤除。此外，开塞露的应用也较广泛。

2）肠微生态制剂：一方面补充了大量的有益菌，纠正便秘时的菌群失调，促进食物的消化、吸收和利用；另一方面，这些有益菌定植以后产生相当量的有机酸，刺激肠壁蠕动，促进肠道功能恢复，增加食欲，具有较好的保健作用。因此，微生态制剂是目前治疗非器质性便秘，尤其是老年功能性便秘的首选药物。

（3）物理治疗

1）腹部按摩：运动不便时，腹部手法按摩可促进排便。由护士操作或指导患者、家属进行。用双手示指、中指、无名指重叠在腹壁，从右下腹开始向上、向左、再向下顺时针方向按摩，每日2~3次，每次10~20回，以促进肠蠕动。

2）粪结石取出：老年便秘者易发生粪便嵌顿无法自行排出。患者取左侧卧位，医务人员用右手戴手套涂润滑油，轻轻将示指、中指插入直肠，慢慢将粪便压碎后掏出。操作时注意动作轻柔，切忌暴力硬挖，以免损伤肠黏膜。若患者感痛苦、面色苍白、大汗，应稍休息后再操作，或者使用5%利多卡因油膏（5%利多卡因5ml加入约10g的凡士林软膏中）松弛肛门括约肌后操作。

3）结肠途径治疗系统：简称结肠水疗仪，可一定程度上松软粪便，缩短排便时间。

（4）生物反馈治疗

借助声音和图像反馈刺激大脑，训练患者正确控制肛门括约肌舒缩，从而缓解便秘。

（5）中医中药治疗

根据中医学"宣肺气、通大肠"的理论，应用加减宣白承气汤等治疗功能性便秘。针灸推拿治疗也有一定疗效。

【护理评估】

（1）健康史

1）评估影响排便的因素：如年龄、性别、情绪、压力、饮食结构、运动量、药物的使用、生活习惯以及生活方式和环境因素。

2）评估排便现状：排便的次数、间隔的时间、排便的难易程度、粪便的性状、腹部饱胀感、患者的残便感以及有无出血等情况。

（2）身体状况

进行腹部的检查，评估有无腹胀、压痛、肿块，肿块的位置、硬度以及腹部蠕动的次数。做肛门检查，评估肛周有无脓肿、肛裂和痔疮的情况。

（3）心理-社会状况

评估患者有无精神压力，情绪情感状态、生活环境和生活方式有无改变。

【护理诊断】

（1）排便异常

与便秘有关。

（2）焦虑

与病情反复、影响生活质量有关。

（3）知识缺乏

缺乏与疾病相关的知识。

【护理措施】

（1）建立规律的排便习惯

规律的排便习惯有助于预防便秘。应指导功能性便秘的患者养成定时排便的习惯，即无论有无便意，每天均应定时排便，排便时注意力集中，排便最佳时间是早餐后，蹲厕时间一般 10～20 分钟。便秘者应避免过久无效排便，以免导致脱肛、痔疮等。记录排便次数、性状及颜色。

（2）保持一定活动量

适当的体育运动对于缓解功能性便秘有一定的疗效。早、晚饭后行走 30～60 分钟，保持站立，顺时针按摩腹部 10～20 次，然后左右转动腰骶部，睡觉前进行下蹲训练 10 次可有效缓解便秘。为住院患者创造良好的排便环境，如遮挡屏风。

（3）心理护理

帮助患者克服自卑心态；加强心理健康宣教，建立积极应对策略；缓解负性情绪，重建康复信心；优化医疗环境，培养良好生活习惯。

（4）饮食护理

1）摄入充足的水分：多饮水，尤其每天清晨喝 1 杯温开水或盐开水可有效改善便秘。但应注意饮水技巧，即饮水宜大口多量，晨起空腹饮温开水 300～400ml，分 2～3 次饮尽，每日摄入水分 2000～3000ml。

2）进食足够的膳食纤维：膳食纤维具有亲水性，能使食物残渣膨胀并形成润滑凝胶，达到增加粪便容积、刺激肠蠕动的作用。因此，便秘患者可增加进食干豆及粗粮类含膳食纤维多的食物。

3）培养良好饮食习惯：定时进餐，且饮食要冷热适当，不可过冷过热，不可进食高盐食物，不偏食，避免过食辛辣、煎炸、甜食、零食、浓茶等，勿暴饮暴食。合理搭配食物，增加食欲，适当增加花生油、芝麻油等摄入以润滑肠道。苹果和柿子含有较多鞣酸可导致便秘，不宜多食。

（5）用药指导

指导或协助患者正确使用简易通便法，如使用开塞露、甘油栓等。并在药物注入直肠内后尽量保留药物，观察用药后疗效。向患者解释长期使用缓泻剂的后果及可能引起便秘的药物，嘱患者尽量避免使用。

（6）并发症处理及护理

功能性便秘可能对全身健康状况有影响，甚至导致其他疾病。过度用力排便，可引起心脑血管意外，如心绞痛、心肌梗死，需要积极医疗干预抢救；较长时间蹲位排便站起可引起直立性低血压而晕厥和跌倒，重在预防跌倒发生；合并前列腺增生患者可因粪便滞留压迫致排尿困难和尿潴留，需及时导尿；严重便秘者可使老年人已薄弱的腹壁发生各种类型腹壁疝或加重疝的病情，需手术治疗；长期严重便秘后肠腔内毒素过多吸收能够引起记忆力和思维能力下降，以及头痛、头晕、食欲不振、失眠等。

【健康教育】

(1) 饮食习惯的适应

鼓励患者多饮水、菜汁、水果汁或蜂蜜水，每天清晨一杯温开水或盐开水，润滑肠道，刺激肠蠕动，平时多饮水也有润便的作用。进食清淡富含纤维的食物，如标准面粉、杂粮。多食瓜果蔬菜，选一些含纤维素较多的蔬菜，如萝卜、韭菜、芹菜、圆白菜、油菜等。这样，通过肠道的食物残渣多，可以使排便次数增多。避免过度煎炒、酒类和辛辣食品。

(2) 排便习惯的适应

养成定时排便的习惯，防止粪便堆积。粪便过干过硬、无力排出者可在手指上涂凡士林油抠出粪便。在训练排便习惯的同时可结合药物清洁肠道。

(3) 心理调适

便秘患者常伴有焦虑症，可加重便秘，故需进行心理调适。多安慰开导患者，运用沟通技巧，耐心倾听患者倾诉，让其宣泄调节不良情绪，保持良好的心理状态。

(4) 建立健康的行为方式

久坐少动的患者应适度增加运动量，以增加胃肠蠕动。双手重叠，顺时针绕脐用力推按腹部，可辅助刺激胃肠蠕动。多做腹肌和盆底肌锻炼，如排便动作锻炼和提肛肌的收缩。

第六章　肝脏疾病的护理

第一节　非酒精性脂肪性肝病

非酒精性脂肪性肝病（NAFLD）是指排除过量饮酒和其他明确的损肝因素，以弥漫性肝细胞大泡性脂肪变为病理特征的临床综合征。包括非酒精性单纯性脂肪肝（NAFL）、非酒精性脂肪性肝炎（NASH）及其相关肝硬化和肝细胞癌，其发病和胰岛素抵抗及遗传易感性关系密切。以 40~50 岁最多见，男女患病率基本相同。

NAFLD 的危险因素包括高脂肪高热量膳食结构、多坐少动的生活方式、代谢综合征及其他（肥胖、高血压、血脂紊乱和 2 型糖尿病）。全球脂肪肝的流行主要与肥胖症患病率迅速增长密切相关。我国近年发病率呈上升趋势，明显超过病毒性肝炎及酒精性肝病的发病率，成为最常见的慢性肝病之一。

【临床表现】

本病起病隐匿，发病缓慢。

（1）症状

NAFLD 常无症状。少数患者可有乏力、右上腹轻度不适、肝区隐痛或上腹胀痛等非特异症状。严重脂肪性肝炎可有食欲减退、恶心、呕吐等。发展至肝硬化失代偿期的临床表现与其他原因所致的肝硬化相似。

（2）体征

严重脂肪性肝炎可出现黄疸，部分患者可有肝大。

【辅助检查】

（1）血清学检查

血清转氨酶和 γ-谷氨酰转肽酶水平正常或轻、中度升高，通常以丙氨酸氨基转移酶（ALT）升高为主。

（2）影像学检查

B超、CT和MRI检查对脂肪性肝病的诊断有重要的实用价值，其中B超敏感性高，CT特异性强，MRI在局灶性脂肪肝与肝内占位性病变鉴别时价值较大。

（3）病理学检查

肝穿刺活组织检查是确诊NAFLD的主要方法。

【诊断标准】

（1）无饮酒史或每周饮酒折合乙醇量<40g。

（2）除病毒性肝炎、全胃肠外营养等可导致脂肪肝的特定疾病。

（3）血清转氨酶可升高，以ALT升高为主，常伴有GGT和三酰甘油升高。

（4）除原发病临床表现外，可有乏力、腹胀、肝区隐痛等症状，体检可发现肝、脾大。

（5）影像学检查或肝活体组织学检查有特征性改变。

【治疗原则】

治疗主要针对不同的病因和危险因素，包括病因治疗、饮食控制、运动疗法和药物治疗。

（1）合理饮食，改善不良习惯，合理运动，提倡中等量的有氧运动。

（2）控制危险因素。控制饮食，控制体重在正常范围，改善胰岛素抵抗，调整血脂紊乱，合并高脂血症的患者可采用降血脂治疗，选择对肝细胞损害较小的降血脂药，如贝特类、他汀类或普罗布考类药。维生素E具抗氧化作用，可减轻氧化应激反应，建议常规用于脂肪性肝炎治疗。

（3）促进非酒精性脂肪性肝病的恢复。

（4）手术治疗：肝移植。

【护理诊断】

(1) 营养失调：高于机体需要量

与饮食失调、缺少运动有关。

(2) 焦虑

与病情进展、饮食受限有关。

(3) 活动无耐力

与肥胖有关。

【护理措施】

(1) 饮食护理

调整饮食结构，低糖、低脂为饮食原则。在满足基础营养需求的基础上，减少热量的摄入，维持营养平衡，维持正常血脂、血糖水平，降低体重至标准水平。指导患者避免高脂肪食物，如动物内脏，甜食（包括含糖饮料），尽量食用含有不饱和脂肪酸的油脂（如橄榄油、菜籽油、茶油等）。多食青菜、水果和富含纤维素的食物，以及瘦肉、鱼肉、豆制品等；多食有助于降低血脂的食物，如燕麦、绿豆、海带、茄子、芦笋、核桃、枸杞、黑木耳、山楂、苹果、葡萄、猕猴桃等。不吃零食，睡前不加餐。避免辛辣刺激性食物。可制作各种减肥食谱小卡片给患者，以增加患者的健康饮食知识，提高其依从性。

(2) 适当运动

适当增加运动可以有效地促进体内脂肪消耗。合理安排工作，做到劳逸结合，选择合适的锻炼方式，避免过度劳累。每天安排进行体力活动的量和时间，按减体重目标计算，对于需要亏空的能量，一般多采用增加体力活动量和控制饮食相结合的方法，其中50%应该由增加体力活动的能量消耗来解决，其他50%可由减少饮食总能量和减少脂肪的摄入量以达到需要亏空的总能量。不宜在饭后立即进行运动，也应避开凌晨和深夜运动，以免扰乱人体生物节奏；合并糖尿病者应于饭后1小时进行锻炼。

(3) 控制体重

合理设置减肥目标，逐步接近理想体重，防止体重增加或下降过快。用体重指数（BMI）和腹围等作为监测指标，以肥胖度控制在 0~10% ［肥胖度=（实际体重－标准体重）/标准体重×100%］为度。

(4) 改变不良生活习惯

吸烟、饮酒均可致血清胆固醇升高，应督促患者戒烟、戒酒；改变长时间看电视、用计算机、上网等久坐的不良生活方式，增加有氧运动时间。

（5）病情监测

每半年监测体重指数、腹围、血压、肝功能、血脂和血糖，每年做肝、胆、脾 B 超检查。

【健康教育】

（1）疾病预防指导

让健康人群了解 NAFLD 的病因，建立健康的生活方式，改变各种不良的生活、行为习惯。

（2）疾病知识指导

教育患者保持良好的心理状态，注意情绪的调节和稳定，鼓励患者随时就相关问题咨询医护人员。让患者了解本病治疗的长期性和艰巨性，增强治疗信心，持之以恒，提高治疗的依从性。

（3）饮食指导

指导患者建立合理的饮食结构及习惯，戒除烟酒。实行有规律的一日三餐。无规律的饮食方式，如不吃早餐，或三餐饥饱不均，会扰乱机体的营养代谢。避免过量摄食、吃零食、夜食，以免引发体内脂肪过度蓄积。此外，进食过快不易发生饱腹感，常使能量摄入过度。适宜的饮食可改善胰岛素抵抗，促进脂质代谢和转运，对脂肪肝的防治尤为重要。

（4）运动指导

运动应以自身耐力为基础、循序渐进、保持安全心率（中等强度体力活动时心率为 100~120 次/分，低强度活动为 80~100 次/分）及持之以恒的个体化运动方案，采用中、低强度的有氧运动，如慢跑、游泳、快速步行等。睡前进行床上伸展、抬腿运动，可改善睡眠质量。每天运动 1~2 小时优于每周 2~3 次剧烈运动。

第二节　酒精性肝病

酒精性肝病（ALD）是长期大量饮酒所致的肝脏损害。初期通常表现为脂肪肝，进而可发展成酒精性肝炎、酒精性肝纤维化和酒精性肝硬化，严重酗酒时可诱发广泛肝细胞坏死甚至急性肝功能衰竭。本病在欧美等国多见，近年我国的发病率也有上升。多见于男性，我国发病率仅次于病毒性肝炎。

许多因素可影响嗜酒者肝病的发生和发展：①性别；②遗传易感性；③营养状态；④嗜肝病毒感染；⑤与肝毒物质并存；⑥吸烟和咖啡。

【临床表现】

患者的临床表现因饮酒的方式、个体对酒精的敏感性以及肝组织损伤的严重程度不同而有明显的差异。症状一般与饮酒的量和酗酒的时间长短有关，患者可在长时间内没有任何肝脏的症状和体征。

（1）酒精性脂肪肝

一般情况良好，常无症状或症状轻微，可有乏力、食欲缺乏、右上腹隐痛或不适。肝脏有不同程度的增大。患者有长期饮酒史。

（2）酒精性肝炎

临床表现差异较大，与组织学损害程度相关。常发生在近期（数周至数月）大量饮酒后，出现全身不适、食欲缺乏、恶心、呕吐、乏力、肝区疼痛等症状。可有发热（一般为低热），常有黄疸，肝大并有触痛。严重者可并发急性肝衰竭。

（3）酒精性肝硬化

发生于长期大量饮酒者，其临床表现与其他原因引起的肝硬化相似，可以门脉高压为主要表现。可伴有慢性酒精中毒的其他表现，如精神神经症状、慢性胰腺炎等。

【辅助检查】

（1）血常规及生化检查

酒精性脂肪肝可有血清天门冬氨酸氨基转移酶（AST）、丙氨酸氨基转移酶（ALT）轻度升高。酒精性肝炎具有特征性的酶学改变，即 AST 升高比 ALT 升高明显，AST/ALT 常>2，但 AST 和 ALT 值很少>500U/L，否则应考虑是否合并其他原因引起的肝损害。γ-谷氨酰转肽酶（GGT）、总胆红素（TBil）、凝血酶原时间（PT）和平均红细胞容积（MCV）等指标也可有不同程度的改变，联合检测有助于诊断酒精性肝病。

（2）影像学检查

　　B 型超声检查可见肝实质脂肪浸润的改变，多伴有肝脏体积增大。CT 平扫检查可准确显示肝脏形态改变及分辨密度变化。重度脂肪肝密度明显降低，肝脏与脾脏的 CT 值之比<1，诊断准确率高。影像学检查有助于酒精性肝病的早期诊断。发展至酒精性肝硬化时各项检查发现与其他原因引起的肝硬化相似。

（3）病理学检查

　　肝活组织检查是确定酒精性肝病及分期、分级的可靠方法，是判断其严重程度和预后的重要依据。但很难与其他病因引起的肝脏损害相鉴别。

【诊断标准】

　　（1）长期饮酒史，男性日平均饮酒折合乙醇量≥40g，女性≥20g，连续 5 年；或 2 周内有>80g/d 的大量饮酒史。

　　（2）禁酒后血清 ALT、AST 明显下降，4 周内基本恢复正常，即 2 倍正常上限值。如禁酒前 ALT、AST<2.5 倍正常上限值者禁酒后应降至 1.25 倍正常上限值以下。

　　（3）下列 2 项中至少 1 项阳性：①禁酒后增大的肝 1 周内缩小，4 周内基本恢复正常；②禁酒后 GGT 活性明显下降，4 周后降至 1.5 倍正常上限值以下，或小于禁酒前 40%。

　　（4）除病毒感染、药物、自身免疫、代谢等引起的肝损害。

【治疗原则】

（1）戒酒

　　戒酒是治疗酒精性肝病的关键。如果仅为酒精性脂肪肝，戒酒 4~6 周后脂肪肝可停止进展，最终可恢复正常。彻底戒酒可使轻、中度酒精性肝炎的临床症状、血清氨基转移酶升高乃至病理学改变逐渐减轻，而且酒精性肝炎、纤维化及肝硬化患者的存活率明显提高。但对临床上出现肝衰竭表现（凝血酶原时间明显延长、腹腔积液、肝性脑病等）或病理学有明显的炎症浸润或纤维化者，戒酒未必可阻断病程发展。

（2）营养支持

长期嗜酒者酒精取代了食物所提供的热量，故蛋白质和维生素摄入不足引起营养不良。所以酒精性肝病患者需要良好的营养支持，在戒酒的基础上应给予高热量、高蛋白、低脂饮食，并补充多种维生素（如维生素 B、维生素 C、维生素 K 及叶酸）。

（3）药物治疗

多烯磷脂酰胆碱可稳定肝窦内皮细胞膜和肝细胞膜，降低脂质过氧化，减轻肝细胞脂肪变性及其伴随的炎症和纤维化。美他多辛有助于改善酒精中毒。糖皮质激素用于治疗酒精性肝病尚有争论，但对重症酒精性肝炎可缓解症状，改善生化指标。其他药物（如 S-腺苷甲硫氨酸）有一定的疗效。

（4）肝移植

严重酒精性肝硬化患者可考虑肝移植，但要求患者肝移植前戒酒 3~6 个月，并且无严重的其他脏器的酒精性损害。

【护理评估】

（1）健康史

评估患者饮酒的种类、每天摄入量、持续时间和饮酒方式等。

（2）身体状况

根据饮酒史、临床表现及有关实验室及其他检查的结果，评估患者是否患有酒精性肝病及其临床病理阶段，是否合并其他肝病等。

【护理诊断】

（1）自我健康管理无效

与长期大量饮酒有关。

（2）营养失调：低于机体需要量

与长期大量饮酒、蛋白质和维生素摄入不足有关。

（3）焦虑

与病情进展、戒酒有关。

【护理措施】

（1）戒酒

戒酒是关键，戒酒能明显提高肝硬化患者 5 年生存率。酒精依赖者戒酒后可能会出现戒断综合征，应做好防治。

（2）心理疏导

调整心态，积极面对。

(3) 饮食护理

以低脂肪、高蛋白、高维生素和易消化饮食为宜。做到定时、定量、有节制。早期可多食豆制品、水果、新鲜蔬菜，适当进食糖类、鸡蛋、鱼类、瘦肉；当肝功能显著减退并有肝昏迷征兆时，应避免高蛋白质摄入；忌辛辣刺激和坚硬生冷食物，不宜进食过热食物以防并发出血。

(4) 动静结合

肝硬化代偿功能减退，并发腹腔积液或感染时应绝对卧床休息。代偿期时病情稳定可做轻松工作或适当活动，进行有益的体育锻炼，如散步、做保健操、太极拳等。活动量以不感觉疲劳为宜。

(5) 重视对原发病的防治

积极预防和治疗慢性肝炎、血吸虫病、胃肠道感染，避免接触和应用对肝有毒的物质，减少致病因素。

【健康教育】

（1）提供宣传饮酒危害的教育片或书刊，供患者观看或阅读。

（2）宣传科学饮酒的知识，帮助患者认识大量饮酒对身体健康的危害。

（3）协助患者建立戒酒的信心，培养健康的生活习惯，积极戒酒和配合治疗。

第三节 药物性肝病

药物性肝病（DLD）是指由一种或多种使用的药物引起的直接或间接的肝脏损害，主要表现为肝细胞坏死、炎症反应、胆汁淤积、脂肪沉积或纤维化等。药物性肝病占所有药物反应病例的 10%~15%，仅次于药物黏膜损害和药物热。本病是一个十分复杂的疾病，几乎包括了所有类型的肝病。因药物性肝病的临床和病理表现各异，故常被误诊，从某种意义上讲，DLD 也是一种值得注意的医源性疾病。

较常见的损肝药物：①抗生素：包括抗真菌药；②内分泌激素：如抗甲状腺药物、甲睾酮和蛋白同化激素、口服避孕药等；③解热镇痛药及抗风湿药：如对乙酰氨基酚、保泰松、吲哚美辛静、水杨酸、别嘌醇等；④抗结核药：如异烟肼、利福平；⑤神经镇静药：如氯丙嗪、三氟拉嗪、地西泮等；⑥抗肿瘤药：如 6-巯基嘌呤、硫唑嘌呤、甲氨蝶呤、氟尿嘧啶等；⑦麻醉药：如氟烷、甲氧氟烷、三氟乙基乙烯醚；⑧其他：中草药，心血管药、降血糖类药等。

【药物性肝病的临床分类及相关药物】（表 6-1）

表 6-1　药物性肝病的临床分类及相关药物

分　类	相关药物举例
急性药物性肝病	
急性肝细胞性损伤	氟烷、对氨基乙酰酚、四环素等
急性胆汁淤积性损伤	同化激素、甾体类避孕药、氯霉素、红霉素酯
混合性肝细胞胆汁淤积性损伤	异烟肼、环氟拉嗪
亚急性药物性肝损伤	辛可芬、异丙异烟肼、甲基多巴等
慢性药物性肝病	
慢性肝实质损伤	
慢性肝炎	
Ⅰ型	氯美辛、呋喃妥英、甲基多巴、二甲基四环素、酚丁
Ⅱ型	替尼酸、肼屈嗪、氟烷
Ⅲ型	苯壬四烯醋、磺胺药
Ⅳ型	对乙酰氨基酚、阿司匹林、异烟肼
脂肪变性	2-丙基戊酸钠
磷脂沉积症	哌克昔林、胺碘酮、己烷雌酚胺乙醚
肝纤维化和肝硬化	甲氨蝶呤
慢性胆汁淤积	
肝内胆汁淤积	有机砷、氯丙嗪
胆管硬化	5-氟去氧尿苷、甲醛溶液
血管病变	

续　表

分　类	相关药物举例
肝静脉血栓	甾体类避孕药
静脉闭塞性疾病	吡咯双烷生物碱、乌拉坦等
紫癜性肝病	同化激素、甾体类避孕药
非肝硬化性门脉高压	化疗药、免疫抑制药、无机砷
肿瘤	甾体类避孕药

【临床表现】

药物性肝病90%表现为急性肝损害。

（1）急性肝细胞性损伤

急性肝细胞性损伤的病理表现为坏死、脂肪变，或二者均有。其生化表现为血清 ALT 和 AST 水平升高（8～200 倍 ULN），ALP 水平轻度增高（<3 倍 ULN），血胆固醇水平通常正常或降低。

主要临床表现为乏力、不适、恶心和黄疸，黄疸可能是最早的肝损伤表现，类似病毒性肝炎。严重者可表现为急性和亚急性肝衰竭，包括深度黄疸、出血倾向、腹腔积液、昏迷和死亡。少数类似传染性单核细胞增多症，即急性肝细胞损伤伴有淋巴结增大、淋巴细胞增多以及异型淋巴细胞的假性单核细胞增多症。

（2）胆汁淤积性损伤

1）单纯性胆汁淤积：可由氯丙嗪、红霉素酯等药物引起。主要病变为胆管损伤，临床表现为黄疸明显和瘙痒；而转氨酶水平只有轻度升高，通常<5 倍 ULN，ALP 水平升高<2 倍 ULN，胆固醇水平通常正常。因 ALP 升高相对轻微，可与完全梗阻性黄疸相鉴别。

2）炎症性胆汁淤积：多由同化激素和甾体类避孕药引起，主动病变为毛细胆管损伤，转氨酶升高<8 倍 ULN，ALP 相对升高，通常>3 倍 ULN，胆固醇通常升高，临床与生化表现几乎同完全性肝外梗阻，故应注意鉴别。

（3）混合性肝细胞性胆汁淤积损伤

药物诱导混合型黄疸可能主要是肝细胞性黄疸伴胆汁淤积，混合性损伤更具有药物诱导损伤特征。应该注意的是，在药物撤除之后，部分胆汁淤积性损伤可持续 1 年之久，并且偶可发生胆管消失综合征。

（4）亚临床肝损伤

亚临床肝损伤常仅表现为血清酶水平升高。一些药物可引起转氨酶和（或）ALP 水平升高，其发生率为 5%～50%，大多仅轻微升高（<3 倍 ULN），通常不会进展或在继续用药情况下自行缓解。但是对于已知有肝毒性的药物应监测血清酶水平，当酶水平升高至 3～5 倍 ULN 时应停药。

（5）亚急性药物性肝损伤

亚急性肝坏死综合征的特点是严重的进行性肝损害，伴深度黄疸和肝硬化表现。其发展比急性损伤慢，又比慢性肝炎进展快。

（6）其他表现

可表现为过敏反应，如发热、皮疹等，也可类似于自身免疫性肝炎。

【诊断标准】

药物性肝病的诊断可根据服药史、临床症状、血象、肝功能试验、肝活检以及停药的效应作出综合诊断。诊断药物性肝病前应了解：①用药史：任何一例肝病患者均必须询问发病前 3 个月内服过的药物，包括剂量、用药途径、持续时间及同时使用的其他药物；②原来有无肝病、有无病毒性肝炎和其他原因肝病的证据；③原发病是否有可能累及肝脏；④以往有无药物过敏史或过敏性疾病史，除用药史外，发现任何有关的过敏反应，如皮疹和嗜酸性粒细胞增多对诊断药物性肝病均十分重要。

诊断标准：①有与药物性肝损伤发病规律相一致的潜伏期：初次用药后出现肝损伤的潜伏期一般在 5～90 天内，有特异质反应者潜伏期可<5 天，慢代谢药物（如胺碘酮）导致肝损伤的潜伏期可>90 天。停药后出现肝细胞损伤的潜伏期≤15 天，出现胆汁淤积性肝损伤的潜伏期≤30 天；②有停药后异常肝脏指标迅速恢复的临床过程：肝细胞损伤型的血清 ALT 峰值水平在 8 天内下降>50%（高度提示）；或 30 天内下降≥50%（提示）；胆汁淤积性的血清 ALP 或 TB 峰值水平在 180 天内下降≥50%；③必须排除其他病因或疾病所致的肝损伤；④再次用药反应阳性：有再次用药后肝损伤复发史，肝酶活性水平升高至少大于正常值上限的 2 倍。符合①+②+③，或前 3 项中有 2 项符合，加上第④项，均可确诊为药物性肝损伤。

【辅助检查】

（1）肝功能试验

血清胆红素不同程度升高、血清转氨酶升高、重者凝血酶原时间延长，ICG 滞留。

（2）外周血象

部分患者外周血嗜酸性粒细胞增多。

（3）病毒性肝炎血清学标志

阴性。

（4）巨噬细胞移动抑制试验或淋巴细胞转化试验

过敏型患者部分出现阳性。

【治疗原则】

（1）立即停用有关药物或可疑损肝药物。

（2）注意休息，进高热量、高蛋白饮食，补充维生素，维持水、电解质平衡及护肝治疗。

（3）对过敏、胆汁淤积严重者，可用肾上腺皮质激素，待病情改善后逐渐减量，可连续应用 2~3 周。

（4）胆汁淤积型患者，可试用苯巴比妥，每次口服 30~60mg，每日 3~4 次。腺苷蛋氨酸（SAMe）可用于肝内胆汁淤积的治疗，用法为每日 1~2g 静脉滴注，持续 2 周，以后改为每日 1~6g，分 2 次口服，一般用 4~8 周。

（5）根据具体药物给予相应特殊治疗：如异烟肼中毒，可用较大剂量维生素 B_6 静脉滴注；对乙酰氨基酚引起肝坏死可用 N-乙酰半胱氨酸，首次剂量为每 140mg/kg，口服或胃管注入，以后减半量每 4 小时 1 次，共 72 小时。

【护理措施】

（1）病情观察

严密观察药物性肝病患者的病情变化，如乏力是否加重，有无食欲减退、恶心、呕吐、腹胀、皮肤巩膜黄染和皮肤黏膜出血，实验室检查，如肝肾功能、凝血酶原活动度等的变化情况。

（2）休息

充足的休息和睡眠可以减轻肝脏负担，促进肝细胞恢复。应劝导药物性肝病患者卧床休息，待其症状好转、黄疸消退、肝功能改善后逐渐增加活动量，活动以不感到疲劳为宜。同时要保持病房内整洁、安静，营造舒适、轻松的环境。

（3）饮食护理

合理营养是改善恢复肝功能的基本措施，充足合理的营养可以增加机体抵抗力，促进疾病康复。指导药物性肝病患者进食高热量、高蛋白质、高维生素、易消化的食物，如牛奶、鱼、瘦肉、鸡蛋，多食新鲜蔬菜、水果，保持排便通畅。肝功能减退严重者或有肝昏迷征兆者给予低蛋白饮食，伴有腹腔积液者按病情给予低盐或无盐饮食；伴有糖尿病者需严格控制总热量，限制甜食。对于食欲减退者，要合理调整食谱，以增加食欲。

【健康教育】

（1）对肝、肾病患者，新生儿和营养障碍者，药物的使用和剂量应慎重考虑。

（2）对以往有药物过敏史或过敏体质的患者，用药时应特别注意。

（3）出现肝功能异常或黄疸，应立即中止药物治疗。

（4）对有药物性肝损害病史的患者，应避免再度给予相同或化学结构相类似的药物。

第四节　肝　硬　化

肝硬化是一种或多种原因长期或反复作用于肝脏引起的慢性、进行性、弥漫性损害，肝细胞广泛变性坏死，残存肝细胞形成再生结节，结缔组织增生及纤维化，导致正常肝脏结构破坏、假小叶形成，在此基础上出现以肝功能损害和门静脉高压为主的临床表现。肝硬化不是一个独立的疾病，而是各种慢性肝炎疾病的最后发展阶段。

肝硬化是我国常见疾病和主要死亡病因之一，以青壮年男性多见，35～50岁为发病高峰年龄，出现并发症时死亡率高。

引起肝硬化的原因很多，在我国以乙型病毒性肝炎所致的肝硬化最为常见。在国外，特别是北美、西欧则以酒精中毒引起的肝硬化最常见。其他病因还有自身免疫性肝病、胆汁淤积、循环障碍、药物或毒物、代谢和遗传性疾病、寄生虫感染等。各种致病因素造成肝细胞损害，发生变性坏死，继而导致肝细胞再生、纤维结缔组织增生、肝组织纤维化，最终形成肝硬化。

【临床表现】

1. 肝功能代偿期

（1）症状	（2）体征
较轻，常缺乏特异性，可有乏力、食欲减退、消化不良、恶心、呕吐、右上腹隐痛和腹泻等症状。	不明显，肝大，部分患者伴脾大，并可出现蜘蛛痣和肝掌。肝功能检查多在正常范围或有轻度异常。

2. 肝功能失代偿期

（1）症状

1）食欲缺乏	2）体重减轻
为最常见的症状，有时伴有恶心、呕吐，多是胃肠道充血、水肿，胃肠道分泌与吸收功能紊乱所致，晚期形成腹腔积液，消化道出血和肝功能衰竭将更加严重。	为多见症状，主要因食欲缺乏、进食不够，胃肠道消化及吸收障碍，体内白蛋白合成减少。

3）疲倦乏力	4）腹泻
也为早期症状之一，其程度自轻度疲倦感觉至严重乏力，与肝病的活动程度一致。	多见，多由肠壁水肿、肠道吸收不良（以脂肪为主）、缺乏烟酸及寄生虫感染等因素所致。

5）腹痛	6）腹胀
引起的原因有脾周围炎、肝细胞进行性坏死、肝周围炎、门静脉血栓形成和（或）门静脉炎等。腹痛在大结节性肝硬化中较多见，占60%~80%。疼痛多在上腹部，常为阵发性，有时呈绞痛性质。腹痛也可因消化性溃疡、胆管疾病、胆管感染等引起。与腹痛同时出现的发热、黄疸和肝区疼痛常与肝病本身有关。	为常见症状，可由低钾血症、肠胀气、腹腔积液和脾大所致。

7）出血	8）神经精神症状
肝功能减退影响凝血酶原和其他凝血因子的合成、脾功能亢进又引起血小板的减少，故常出现牙龈、鼻腔出血，皮肤和黏膜有紫斑或出血点，或有呕血、黑便，女性常有月经量过多。	如出现嗜睡、兴奋和木僵等症状，应考虑肝性脑病的可能。

（2）体征

1）面容

面色多较病前黧黑，可能是雌激素增加，使体内硫氨基对酪氨酸酶的抑制作用减弱，酪氨酸变成黑色素之量增多所致；也可能是继发性肾上腺皮质功能减退和肝脏不能代谢垂体前叶所分泌的黑色素细胞刺激所致。除面部（尤其是眼周围）外，手掌纹理和皮肤皱褶等处也有色素沉着。晚期患者面容消瘦枯萎，面颊有小血管扩张、口唇干燥。

2）黄疸

出现黄疸提示肝细胞有明显损害，对预后的判断有一定意义。

3）发热

约 1/3 活动性肝硬化的患者常有不规则低热，可能由于肝脏不能灭活致热性激素。如出现持续高热，多数提示并发呼吸道、泌尿道或腹腔积液感染，革兰阴性败血症等，也可见合并结核病。

4）腹壁静脉怒张

由于门静脉高压和侧支循环建立与扩张，在腹壁与下胸壁可见到怒张的皮下静脉。脐周围静脉突起形成的水母头状的静脉曲张，或静脉上有连续的静脉杂音等体征均属罕见。

5）腹腔积液

腹腔积液的出现常提示肝硬化以属于晚期，在出现前常先有肠胀气。一般病例腹腔积液聚积较慢，在短期内形成腹腔积液者多有明显的诱发因素，如感染、上消化道出血、门静脉血栓形成和外科手术等诱因，其腹腔积液形成迅速，且不易消退。出现大量腹腔积液而腹内压力显著增高时，脐可突出形成脐疝。由于膈肌抬高，可出现呼吸困难和心悸。

6）胸腔积液

腹腔积液患者伴有胸腔积液者多见，其中以右侧胸腔积液较多见，双侧者次之，单纯左侧者最少。

7）脾大

脾脏一般为中度大，有时可为巨脾。并发上消化道出血时，脾脏可暂时缩小，甚至不能触及。

8）肝脏情况

肝硬化时，肝脏的大小、硬度与平滑程度不一，与肝内脂肪浸润的多少，以及肝细胞再生、纤维组织增生和收缩的程度有关。早期肝大，表面光滑，中度硬度；晚期缩小、坚硬，表面呈结节状，一般无压痛，但有进行性肝细胞坏死或并发肝炎和肝周围炎时可有触痛与叩击痛。

9) 内分泌功能失调的表现

当肝硬化促性腺激素分泌减少时可致男性睾丸萎缩，睾丸素分泌减少时可引起男性乳房发育和阴毛减少。女性患者有月经量过少和闭经、不孕、雌激素过多，可使周围毛细血管扩张而产生蜘蛛痣与肝掌。蜘蛛痣可随肝功能的改善而消失，而新的蜘蛛痣出现，则提示肝功能有发展。肝掌是手掌发红，特别是大鱼际、小鱼际和手指末端的肌肉肥厚部，呈斑状发红。

10) 出血征象

皮肤和黏膜（包括口腔、鼻腔及痔核）常出现淤点、淤斑血肿及新鲜出血灶，是肝功能减退时，某些凝血因子合成减少和（或）脾功能亢进时血小板减少所致。

11) 营养缺乏表现

如消瘦、贫血、皮肤粗糙、水肿、舌光滑、口角炎、指甲苍白或呈匙状，多发性神经炎等。

综上所述，肝硬化的早期临床表现是隐匿的，但在晚期则有明显的症状，主要有两大类：门静脉梗阻及高压所产生的侧支循环形成，包括脾大、脾功能亢进及腹腔积液等；肝功能损害引起的血浆蛋白降低、水肿、腹腔积液、黄疸和肝性脑病等。

【并发症】

（1）肝性脑病

是晚期肝硬化的最严重并发症，也是肝硬化患者最常见死亡原因。

（2）上消化道出血

由于食管下段或胃底静脉曲张破裂出血所致，是最常见的并发症。常在恶心、呕吐、咳嗽、负重等使腹压突然升高，或因粗糙食物机械损伤、胃酸反流腐蚀损伤时引起突然大量的呕血、黑便，可导致出血性休克或诱发肝性脑病，急性出血死亡率平均为32%。应注意的是，部分肝硬化患者上消化道出血的原因系并发急性糜烂出血性胃炎或消化性溃疡。

（3）感染

由于患者抵抗力低下、门腔静脉侧支循环开放等因素，增加了病原体的入侵繁殖机会，易并发感染，如自发性细菌性腹膜炎（SBP）、肺炎、胆管感染、革兰阴性杆菌败血症等。自发性细菌性腹膜炎是腹腔内无脏器穿孔的腹膜急性细菌性感染。其主要原因是肝硬化时单核-吞噬细胞的噬菌作用减弱，肠道内细菌异常繁殖并经由肠壁进入腹膜腔，带菌的淋巴液漏入腹腔以及腹腔积液抗菌能力下降引起感染，致病菌多为革兰阴性杆菌。患者可出现发热、腹痛、腹胀、腹膜刺激征、腹腔积液迅速增长或持续不减，少数病例发生低血压或中毒性休克、难治性腹腔积液或进行性肝功能衰竭。

（4）原发性肝癌

肝硬化患者短期内出现病情迅速恶化、肝脏进行性增大、原因不明的持续性肝区疼痛或发热、腹腔积液增多且为血性等，应考虑并发原发性肝癌，需作进一步检查。

（5）肝肾综合征（HRS）

又称功能性肾衰竭。是肝硬化终末期最常见的严重并发症之一。主要由于有效循环血容量减少、肾血管收缩和肾内血液重新分布，导致肾皮质缺血和肾小球滤过率下降，髓质血流量增加、髓襻重吸收增加引起。常在难治性腹腔积液、进食减少、呕吐、腹泻、利尿剂应用不当、自发性细菌性腹膜炎及肝功能衰竭时诱发，表现为少尿或无尿、氮质血症、稀释性低钠血症和低尿钠，但肾脏无明显器质性损害。

（6）肝肺综合征（HPS）

其定义为严重肝病伴肺血管扩张和低氧血症，晚期肝病患者中发生率为13%～47%。肝硬化时内源性扩血管物质，如一氧化氮、胰高血糖素增加，使肺内毛细血管扩张，肺间质水肿、肺动脉静脉分流，以及胸、腹腔积液压迫引起通气障碍，造成通气/血流比例失调和气体弥散功能下降。临床表现为低氧血症和呼吸困难。吸氧只能暂时缓解症状，但不能逆转病程。

（7）门静脉血栓形成

与门静脉梗阻时门静脉内血流缓慢等因素有关，如血栓局限可无临床症状，如发生门静脉血栓急性完全性梗阻，表现为腹胀、剧烈腹痛、呕血、便血、休克，脾脏迅速增大、腹腔积液加速形成，且常诱发肝性脑病。

（8）电解质和酸碱平衡紊乱

患者出现腹腔积液和其他并发症后电解质紊乱趋于明显，常见的有：①低钠血症：长期低钠饮食致原发性低钠，长期利尿和大量放腹腔积液等致钠丢失，抗利尿激素增多使水潴留超过钠潴留导致稀释性低钠；②低钾低氯血症与代谢性碱中毒：进食少、呕吐、腹泻、长期应用利尿剂或高渗葡萄糖液、继发性醛固酮增多等可引起低钾、低氯，而低钾、低氯血症可致代谢性碱中毒，诱发肝性脑病。

【辅助检查】

（1）血常规

代偿期多正常，失代偿期常有不同程度的贫血。脾功能亢进时白细胞和血小板计数亦减少。

（2）尿常规

尿常规检查代偿期正常，失代偿期可有蛋白尿、血尿和管型尿。有黄疸时尿中可出现胆红素，尿胆原增加。

（3）肝功能试验

1）胆红素代谢：肝功能代偿期多不出现黄疸。在失代偿期约半数以上的患者出现黄疸，血清结合胆红素与总胆红素含量均升高。

2）脂肪代谢：肝功能代偿期血中胆固醇多正常或偏低。在失代偿期总胆固醇特别是胆固醇脂常低于正常水平。

3）蛋白质代谢：血清蛋白的改变常为肝硬化最突出的变化，在肝功能明显降低时白蛋白合成减少，球蛋白增高，白蛋白与球蛋白比例降低或倒置。蛋白电泳可显示白蛋白降低，丙种球蛋白显著增高，β球蛋白轻度升高。

4）肝纤维化的检测：血清Ⅲ型前胶原肽（PⅢP）、Ⅳ型胶原、血清层粘连蛋白、脯氨酰羟化酶（pH）、透明质酸（HA）、金属蛋白酶抑制物（TIMP1）升高，其受多种因素影响，特异性不高，联合检测结果有助于诊断。

5）定量肝功能试验：吲哚氰绿（1CG）试验和利多卡因代谢物生成试验（MEGX），随肝细胞受损情况而有不同程度的潴留。

6）血清酶学试验：肝细胞受损时，血清丙氨酸转氨酶（ALT）与天冬氨酸转氨酶（AST）活力均可升高，一般以ALT（仅存在于胞质内）升高较显著。肝细胞严重坏死时，则AST（在胞质和线粒体内均有）可高于ALT。酒精性肝硬化时AST：ALT>2.0（正常值为0.6）。腺苷脱氨酶（ADA）、γ-谷胺酰转肽酶（γ-GT）、碱性磷酸酶（AKP）增高，胆碱酯酶（ChE）活力明显下降。

7）凝血酶原时间：早期多正常，在晚期活动性肝硬化和肝细胞严重损害时则明显延长。

（4）免疫功能检查

血清 IgG 显著增高，IgA、IgM 也可升高；T 淋巴细胞数常低于正常；可出现抗核抗体、抗平滑肌抗体等非特异性自身抗体；病毒性肝炎肝硬化者，乙型、丙型和丁型肝炎病毒标志物可呈阳性反应。

（5）腹腔积液检查

包括腹腔积液颜色、比重、蛋白定量、血清和腹腔积液清蛋白梯度（SAAG）、细胞分类、腺苷脱氨酶（ADA）、血清和腹腔积液 LDH、细菌培养及内毒素测定等。腹腔积液一般为漏出液，SAAG>11g/L 提示门静脉高压，并发自发性细菌性腹膜炎、结核性腹膜炎或癌变时腹腔积液性质发生相应变化。所有新出现的腹腔积液者、进展性肝硬化或上消化道出血伴腹腔积液者以及腹腔积液稳定的患者突然恶化，都应做诊断性穿刺。

（6）X 线钡餐检查

X 线钡餐检查示食管静脉曲张者钡剂在黏膜上分布不均，显示虫蚀样或蚯蚓状充盈缺损，纵行黏膜皱襞增宽；胃底静脉曲张时钡剂呈菊花样充盈缺损。

（7）超声检查

肝硬化的声像图根据病因、病变阶段和病理改变轻重不同而有差异。B 超检查可发现肝表面不光滑或凹凸不平；肝叶比例失调，多呈右叶萎缩和左叶、尾叶增大；肝实质回声不均匀增强，肝静脉管腔狭窄、粗细不等。门静脉高压症时可见脾大、门静脉直径增宽、侧支血管存在，有腹腔积液时可见液性暗区。

（8）CT 和 MRI 检查

CT 和 MRI 检查可显示肝、脾、肝内门静脉、肝静脉、侧支血管形态改变、腹腔积液。

（9）放射性核素显像

^{99m}Tc 一经放射性核素扫描测定的心/肝比值能间接反映门静脉高压和门体分流程度，对诊断有一定意义。

（10）上消化道钡餐摄片

可发现食管及胃底静脉曲张征象，食管静脉曲张呈现出虫状或蚯蚓状充盈缺损，胃底静脉曲张呈菊花样缺损。

（11）腹腔镜检查

肝脏表面有大小不等的结节，结节之间有宽窄不等的小沟，肝脏边缘较钝，脾脏多数能见到。此外，在腹腔镜直视下还可采取肝活组织做病理检查，其诊断的准确性优于盲目性肝穿。

（12）MRI 检查

磁共振血管造影能清楚地显示门静脉系统血管情况，可取代血管造影，用于门静脉高压病因的鉴别以及肝移植前对门静脉血管的评估。

（13）胃镜检查

可直接观察并确定食管及胃底有无静脉曲张，了解其曲张程度和范围，并可确定有无门静脉高压性胃病。

（14）肝活组织检查

一秒钟快速穿刺、B 超指引下或腹腔镜直视下经皮肝穿刺，采取肝活组织做病理检查，对肝硬化，特别是早期肝硬化确定诊断和明确病因有重要价值。

【治疗原则】

目前尚无特效治疗，应重视早期诊断，加强病因治疗，如乙型肝炎肝硬化者抗病毒治疗、酒精性肝硬化者需戒酒，注意一般治疗，以缓解病情，延长代偿期和保持劳动力。肝硬化代偿期患者可服用抗纤维化的药物（如秋水仙碱）及中药，使用保护肝细胞药物（如还原型谷胱甘肽、S-腺苷蛋氨酸、维生素），不宜滥用护肝药物，避免应用对肝有损害的药物。

失代偿期主要是对症治疗、改善肝功能和处理并发症，有手术适应证者慎重选择时机进行手术。

1. 腹腔积液治疗

（1）利尿剂治疗

是目前临床应用最广泛的治疗腹腔积液的方法。常用保钾利尿剂有螺内酯和氨苯蝶啶，排钾利尿剂有呋塞米和氢氯噻嗪。单独应用排钾利尿剂需注意补钾。螺内酯和呋塞米联合应用有协同作用，并可减少电解质紊乱。首选螺内酯 100mg/d，数日后加用呋塞米 40mg/d，效果不明显时可按比例逐渐加大药量，但螺内酯不超过 400mg/d，呋塞米不超过 160mg/d，腹腔积液消退后逐渐减量。

（2）限制钠和水的摄入

限钠可加速腹腔积液消退，部分患者通过限钠可发生自发性利尿。

水的摄入一般不需过于严格，如果血钠<125mmol/L，则需限制水的摄入。

（3）提高血浆胶体渗透压

定期输注血浆、新鲜血或白蛋白，不仅有助于促进腹腔积液消退，也利于改善机体一般状况和肝功能。

（4）难治性腹腔积液的治疗

难治性腹腔积液是经限钠、利尿剂治疗达最大剂量、排除其他因素对利尿剂疗效的影响或已予纠正，仍难以消退或很快复发的腹腔积液。可选择以下治疗方法：

1）大量放腹腔积液加输注白蛋白：患者如无感染、上消化道出血、肝性脑病等并发症，肝代偿功能尚可、凝血功能正常，可选用此法。每次在1~2小时内排放腹腔积液4~6L，同时静脉输注白蛋白8~10g/L，腹腔积液，继续使用利尿剂。此法可重复进行，消除腹腔积液的效果较好。

2）腹腔积液浓缩回输：将放出的腹腔积液经超滤或透析浓缩后，回输至患者静脉内，从而减轻水、钠潴留并提高血浆清蛋白浓度，增加有效血容量，改善肾血液循环。注意不可回输有感染的腹腔积液或癌性腹腔积液。因有发生感染、电解质紊乱、DIC等风险，已较少使用。

3）经颈静脉肝内门体分流术（TIPS）：是通过介入手段经颈静脉放置导管，建立肝静脉与肝内门静脉分支间的分流通道，以降低门静脉系统压力，减少腹腔积液生成。

2. 门静脉高压症的手术治疗

包括各种分流、断流术和脾切除术等，目的是降低门脉系统压力和消除脾功能亢进，主要用于食管－胃底静脉曲张破裂大出血各种治疗无效时，或者是曲张静脉破裂出血后预防再次出血。脾切除术是治疗脾功能亢进的有效方式，但只能短期降低门静脉压力。

3. 并发症的治疗

（1）自发性细菌性腹膜炎

后果严重，易诱发肝肾综合征、肝性脑病等严重并发症，故需早期诊断、积极治疗。选择对肠道革兰阴性菌有效、腹腔积液浓度高、肾毒性小的广谱抗生素，首选第三代头孢菌素，可联合应用舒他西林等或喹诺酮类药物。对发生肝肾综合征的高危患者，可静脉输注白蛋白 $1.5g/(kg \cdot d)$，连用 2 天，再以 $1g/(kg \cdot d)$ 至病情改善。

（2）肝肾综合征

积极预防或消除肝肾综合征的诱发因素，如感染、上消化道出血、电解质紊乱、过度利尿、使用肾毒性药物等，治疗措施包括输注白蛋白以扩充有效血容量，应用血管活性药物（特利加压素），外科治疗包括经颈内静脉肝内门体分流术（TIPS）及肝移植。

（3）其他并发症

肝肺综合征目前无有效的内科治疗，可考虑肝移植。食管-胃底静脉曲张破裂出血的治疗参见第八章第一节上消化道出血。

4. 肝移植

肝移植是各种原因引起的晚期肝硬化的最佳治疗方法。

【护理评估】

（1）健康史

1）患病及治疗经过：询问本病的有关病因，例如，有无肝炎、输血史、心力衰竭、胆管疾病、血吸虫病及家族遗传性疾病史；有无长期接触化学毒物、使用损肝药物、嗜酒，其用量和持续时间。有无慢性肠道感染、消化不良、消瘦、黄疸、出血史。有关的检查、用药和其他治疗情况。

2）目前病情与一般状况：饮食及消化情况，例如，食欲、进食量及食物种类、饮食习惯及爱好。有无食欲减退甚至畏食，有无恶心、呕吐、腹胀、腹痛，呕吐物和粪便的性质及颜色。日常休息及活动量、活动耐力。

（2）身体状况

1）意识状态：注意观察患者的精神状态，对人物、时间、地点的定向力。表情淡漠、性格改变或行为异常多为肝性脑病的前驱表现。

2）营养状况：是否消瘦，皮下脂肪消失、肌肉萎缩。有无水肿。有腹腔积液或水肿时，不能以体重判断患者的营养状况。

3）皮肤和黏膜：有无肝病面容、皮肤干枯、脱发，有无黄染、出血点、蜘蛛痣、肝掌、腹壁静脉显露或怒张。

4）呼吸情况：观察呼吸的频率和节律，有无呼吸浅速、呼吸困难和发绀，有无因呼吸困难、心悸而不能平卧，有无胸腔积液形成。

5）腹部体征：检查有无腹腔积液征，如腹部膨隆、腹壁紧张度增加、脐疝、腹式呼吸减弱、移动性浊音；有无腹膜刺激征。检查肝脾大小、质地、表面情况及有无压痛。

6）尿量及颜色：有无尿量减少，尿色有无异常。

（3）心理-社会状况

肝硬化为慢性经过，随着病情发展加重，患者逐渐丧失工作能力，长期治病影响家庭生活、经济负担沉重，均可使患者及其照顾者出现各种心理问题和应对行为的不足。评估时应注意患者的心理状态，有无个性、行为的改变，有无焦虑、抑郁、易怒、悲观等情绪。并发肝性脑病时，患者可出现嗜睡、兴奋、昼夜颠倒等神经精神症状，应注意鉴别。评估患者及家属对疾病的认识程度及态度、家庭经济情况。

【护理诊断】

（1）营养失调：低于机体需要量
与肝硬化所致的摄入量减少及营养吸收障碍有关。

（2）体液过多
与肝硬化所致的门静脉高压、低蛋白血症及水、钠潴留有关。

（3）活动无耐力
与肝功能减退、大量腹腔积液有关。

（4）有皮肤完整性受损的危险
与水肿、皮肤瘙痒、长期卧床有关。

（5）有感染的危险
与机体抵抗力低下有关。

（6）焦虑
与担心疾病预后及经济负担有关。

【护理措施】

（1）休息与体位

失代偿期应卧床休息，减少机体消耗和肝脏损害；病室环境要安静、舒适，有明显腹腔积液时应取半卧位或坐位，以改善患者呼吸状况；卧床时尽量取平卧位，以增加肝、肾血流量，改善肝细胞的营养，提高肾小球滤过率。可抬高下肢，以减轻水肿。阴囊水肿者可用拖带托起阴囊，以利水肿消退。

（2）饮食护理

既保证饮食营养又遵守必要的饮食限制是改善肝功能、延缓病情进展的基本措施。应向患者及家属说明导致营养状况下降的有关因素、饮食治疗的意义及原则，与患者共同制订符合治疗需要而又为其接受的饮食计划。饮食治疗原则为高热量、高蛋白质、高维生素、易消化饮食，并根据病情变化及时调整。

1）蛋白质：是肝细胞修复和维持血浆清蛋白正常水平的重要物质基础，应保证其摄入量。蛋白质来源以豆制品、鸡蛋、牛奶、鱼、鸡肉、瘦猪肉为主。血氨升高时应限制或禁食蛋白质，待病情好转后再逐渐增加摄入量，并应选择植物蛋白，如豆制品，因其含蛋氨酸、芳香氨基酸和产氨氨基酸较少。

2）维生素：新鲜蔬菜和水果含有丰富的维生素，例如，西红柿、柑橘等有丰富的维生素 C，日常食用以保证维生素的摄取。

3）限制水、钠：有腹腔积液者应低盐或无盐饮食，钠限制在每天 $500\sim800mg$（氯化钠 $1.2\sim2.0g$），进水量限制在每天 1000ml 左右。应向患者介绍各种食物成分，如高钠食物有咸肉、酱菜、罐头食品、含钠味精等，应尽量少食用；含钠较少的食物有粮谷类、瓜茄类、水果等。评估患者有无不恰当的饮食习惯而加重水钠潴留，切实控制钠和水的摄入量。限钠饮食常使患者感到淡而无味，可适量添加柠檬汁、食醋等，改善食品的调味，以增进食欲。

4）避免损伤曲张静脉：食管-胃底静脉曲张者应食菜泥、肉末、软食，进餐时细嚼慢咽，咽下的食团宜小且表面光滑，切勿混入糠皮、硬屑、鱼刺、甲壳等，以防损伤曲张的静脉导致出血。

（3）皮肤、口腔护理

1）肝硬化患者机体免疫力减退，容易合并各种各样感染而加重病情，皮肤与口腔是多种感染发生的门户。

2）严重腹腔积液时，腹壁皮肤绷紧、变薄，发生脐突或脐疝，嘱患者内衣应宽松、柔软、清洁、舒适，要经常修剪指甲，避免抓破皮肤。

3）臀部、阴囊、下肢水肿者要特别保持床褥干燥、平整，可用棉垫或水垫垫于受压部位，以防局部压疮，并局部给予热敷或按摩。协助翻身，动作要轻柔，以免擦伤皮肤。

4）皮肤瘙痒用手轻拍皮肤，避免搔抓，每天温水擦洗皮肤 1~2 次，勿用刺激性的肥皂和沐浴液，沐浴后可用性质柔和的润肤品。对所有输液、注射穿刺处，严格执行无菌操作，注意预防穿刺部位引发的感染。

（4）病情观察

1）注意有无精神、性格、行为改变，以便及早发现肝性脑病。

2）观察呕吐物及粪便的颜色、性状改变，警惕消化道出血发生。

3）应用利尿药时应注意水、电解质平衡情况。

4）大量腹腔积液及全身水肿者保持皮肤清洁、干燥，防止压疮发生。

5）准确记录出入量，每日测量腹围与体重，以了解腹腔积液增减情况。

（5）体液过多护理

1）体位：平卧位有利于增加肝、肾血流量，改善肝细胞的营养，提高肾小球滤过率，故应多卧床休息。可抬高下肢，以减轻水肿。阴囊水肿者可用托带托起阴囊，以利水肿消退。大量腹腔积液者卧床时可取半卧位，以使膈肌下降，有利于呼吸运动，减轻呼吸困难和心悸。

2）避免腹压骤增：大量腹腔积液时，应避免腹压突然剧增的因素，如剧烈咳嗽、打喷嚏、用力排便等。

3）限制钠和水的摄入：措施见本节饮食护理。

4）用药护理：使用利尿剂时应特别注意维持水、电解质和酸碱平衡。利尿速度不宜过快，每天体重减轻一般<0.5kg，有下肢水肿者每天体重减轻<1kg。

5）腹腔穿刺术的护理：大量顽固性腹腔积液应用利尿药效果较差，一般给予腹腔穿刺进行腹腔积液排放。

①术前准备：按病情需要备齐用物及药物。耐心详细地向患者解释穿刺的目的及治疗意义，解除患者紧张、恐惧心理。嘱患者排尿以免损伤膀胱。

②术中配合：一次抽腹腔积液应<5000ml，以免诱发肝性脑病。穿刺过程中应注意观察患者有无恶心、头晕、心悸、面色苍白、出冷汗等现象，观察腹腔积液颜色，并留取标本，及时送检。

③术后护理：术后用无菌干棉签按压，用无菌纱布固定，防溢液不止，引起继发感染。24小时观察穿刺部位有无渗血、渗液，并严格交接班，详细记录。

6）病情观察：观察腹腔积液和下肢水肿的消长，准确记录出入量，测量腹围、体重，并教会患者正确的测量和记录方法。进食量不足、呕吐、腹泻者，或遵医嘱应用利尿剂、放腹腔积液后更应密切观察。监测血清电解质和酸碱度的变化，及时发现并纠正水、电解质、酸碱平衡紊乱，防止肝性脑病、肝肾综合征的发生。

（6）心理护理

肝硬化是慢性病，症状很难控制，预后不良，患者和家属容易产生悲观情绪，护士要同情和关心患者，及时解答患者提出的疑问，安慰、理解患者，使患者及家属树立战胜疾病的信心。

（7）利尿药应用后的护理

1）肝硬化腹腔积液患者多使用较大剂量的利尿药，护理人员要了解利尿药的作用机制，口服药要看服到口，静脉用药要严格掌握剂量。

2）密切观察利尿药物的不良反应，如长期使用氢氯噻嗪、呋塞米可引起低钾、低钠反应。长期使用螺内酯、氨苯蝶啶可引起高钾血症。

3）利尿速度不宜过快，以免诱发肝性脑病。

4）观察患者有无意识改变、腹胀、乏力、疲倦、扑翼样震颤等肝性脑病先兆症状。

5）准确记录24小时尿量，测腹围（晨起排尿、排便后，平卧位皮尺过脐一周）、测体重（五定：同一时间、同一秤、空腹、排空尿便、同一衣服和鞋）。

6）及时检查生化，注意血钠、钾、氯等离子的浓度变化，防止电解质紊乱。

（8）用药护理

1）应用谷氨酸钾和谷氨酸钠时，钠比例应根据血清钾钠浓度和病情而定，患者尿少时少用钾剂，明显腹腔积液和水肿时慎用钠剂，谷氨酸盐是碱性，使用前可先注射3~5g维生素C。

2）应用精氨酸时，滴注速度不宜过快，否则可出现流涎、呕吐、面色潮红等反应，精氨酸不宜与碱性溶液配伍使用。

3）乳果糖在肠内产气较多，可引起腹胀、腹绞痛、恶心、呕吐及电解质紊乱等，应用时应从小剂量开始。

4）长期使用新霉素的患者少数可出现听力或肾功能损害，故使用新霉素应<1个月，用药期间应监测听力和肾功能。

5）大量输注葡萄糖时，必须警惕低钾血症、心力衰竭和脑水肿。

（9）食管-胃底静脉出血的护理

患者有呕血、便血等出血病史，出现面色苍白，表情淡漠，出冷汗，脉搏细数，肠鸣音亢进，应首先考虑有出血情况。

1）患者出现呕血，立即去枕平卧，头偏向一侧，绝对卧床，禁食，及时准备吸引器。

2）立即通知值班医师或主管医师。迅速建立静脉通路（大号针头），同时抽血、验血型、备血样、配血，加快输液患者的输液速度，如已有备血立即取血。

3）测血压、脉搏、体温，每隔15~30分钟监测1次，并做好记录。

4）给予吸氧，保持呼吸道通畅，同时注意保暖。

5）密切观察病情变化，注意呕吐物及粪便的颜色、性质、量，做好记录。

6）食管静脉曲张破裂出血，备好三腔二囊管，配合医师插三腔管进行止血。

7）按医嘱给予止血药及扩容药。

8）及时准确记录24小时出入量，必要时留置导尿，做好重症护理记录书写。

9）做好心理指导，消除紧张、焦虑情绪。

10）出血量的估计：每日出血量>5ml便潜血试验阳性；每日出血量>60ml出现黑便；胃内储血量>250ml出现呕血；出血量<400ml，一般不引起全身症状。当出血量达500~800ml时患者可有循环血容量减少的表现。出血量达1000~1500ml时，临床上可出现失血性休克的改变。总之，出血量的估计应根据临床表现，特别是对血压和脉搏的动态观察，以及患者的红细胞计数、血红蛋白、血细胞比容和中心静脉压测定等综合考虑、全面估计。

11）如经内科治疗出血不止，应考虑手术治疗，做好术前准备。

（10）肝性脑病的护理

注意有无性格及行为的异常表现，是否有扑翼样震颤，呼吸是否有烂苹果味，及早发现肝性脑病的征兆。

1）病情观察：密切注意肝性脑病的早期征象，如患者有无冷漠或欣快、理解力和近期记忆力减退、行为异常以及扑翼样震颤等。

2）监测并记录患者血压、脉搏、呼吸、体重及瞳孔的变化。

3）定期复查血氨，肝、肾功能，电解质变化，有情况及时协助医师进行处理。

4）消除诱因，避免诱发和加重肝性脑病：常见诱因有上消化道出血、高蛋白饮食、大量排钾利尿和放腹腔积液、催眠镇静药和麻醉药、便秘、感染、尿毒症、低血糖、外科手术等。

5）清除肠内积血，保持肠道清洁，维护正常的肠道环境是防止血氨升高的有效措施。清洁肠道，给予温盐水 1000ml 灌肠或弱酸 200ml（食醋加温水）保留灌肠（忌用肥皂水）；抑制肠内细菌生长：口服新霉素，抑制肠道菌丛，减少代谢产物生成；抑制蛋白质分解：口服乳果糖，乳果糖口服后完整到达结肠，被肠内糖分解菌分解，通过酸化肠腔、渗透性缓泻而抑制蛋白质分解菌和致病菌生长，从而减少氨和内毒素的产生和吸收。

6）纠正氨基酸代谢紊乱：对于使用利尿药者，应定期测定血电解质及血气分析，并及时给予补充纠正。注意输入库存血也可增加血氨。准确记录出入量，每日入液量<2500ml，尿少时入液量相对减少，以免血液稀释，血钠过低。

（11）自发性细菌性腹膜炎的护理

合并自发性细菌性腹膜炎常迅速加重肝损害、诱发肝性脑病等严重并发症，确诊后尽早给予抗生素治疗（以头孢噻肟等第三代头孢菌素为首选）。同时须采取以下护理措施：

1）住单间病室，加强室间消毒。

2）严密观察病情，对肝硬化、重症肝炎腹腔积液患者，凡有不明原因的发热、腹痛、腹腔积液量进行性增多，利尿药反应差，病情加重应高度警惕自发性腹膜炎，及时做腹腔积液检查。

3）勤查血象，咽拭子、痰液、血液等培养。

4）发现感染及早应用有效抗生素。

5）严格无菌操作，加强病房管理，减少陪护探视，避免交叉感染。

【健康教育】

（1）疾病知识指导

肝硬化是慢性过程，护士应帮助患者和家属掌握其相关知识、自我护理方法、并发症的预防及早期发现，分析和消除各种不利因素，把治疗计划落实到日常生活中：①心理调适：患者应十分注意情绪的调节和稳定，在安排好治疗、身体调理的同时，勿过多考虑病情，遇事豁达开朗，树立治病信心，保持愉快心情；②饮食调理：切实遵循饮食治疗原则和计划，详见本节饮食护理。禁酒；③预防感染：注意保暖和个人卫生。

（2）活动与休息指导

肝硬化代偿期患者无明显的精神、体力减退，可参加轻工作，避免过度疲劳；失代偿期患者以卧床休息为主，但过多的躺卧易引起消化不良、情绪不佳，故应视病情适量活动，活动量以不加重疲劳感和其他症状为度。患者的精神、体力状况随病情进展而减退，疲倦乏力、精神不振逐渐加重，严重时衰弱而卧床不起。指导患者保证充足的睡眠这生活起居有规律。

（3）皮肤护理

患者因皮肤干燥、水肿、黄疸出现皮肤瘙痒、长期卧床等因素易发生皮肤破损和继发感染，故沐浴时应注意避免水温过高，避免或使用有刺激性的皂类和沐浴液，沐浴后可使用性质柔和的润肤品；皮肤瘙痒者给予止痒处理，嘱患者勿抓搔，以免皮肤破损。

（4）用药指导与病情监测

按医师处方用药，加用药物需征得医师同意，以免服药不当加重肝脏负担和肝功能损害。护士应向患者详细介绍所用药物的名称、剂量、给药时间和方法，教会其观察药物疗效和不良反应。例如，服用利尿剂者，应记录尿量，如出现软弱无力、心悸等症状提示低钠、低钾血症，应及时就医。定期门诊随访。

（5）照顾者指导

指导家属理解和关心患者，给予精神支持和生活照顾。细心观察、及早识别病情变化，例如，患者出现性格、行为改变时可能是肝性脑病的前驱症状，或消化道出血等其他并发症，应及时就诊。

第五节 原发性肝癌

原发性肝癌简称肝癌，是指由肝细胞或肝内胆管上皮细胞发生的恶性肿瘤。原发性肝癌是我国常见的肿瘤之一，其病死率在消化系统恶性肿瘤中居第三位，仅次于胃癌和食管癌。其发病率有上升趋势，可发生于任何年龄，以40~49岁为多见，男女之比为（2~5）：1。

原发性肝癌的病因、发病机制目前尚未明确，根据高发区流行病学调查，可能与之相关的因素有：①病毒性肝炎；②肝硬化；③黄曲菌素；④饮用水污染；⑤遗传因素；⑥其他。

【临床表现】

原发性肝癌起病隐匿，早期缺乏典型症状。经 AFP 普查检出的早期病例无任何症状和体征，称亚临床肝癌。出现症状就诊者病程大多已进入中晚期。

1. 症状

（1）肝区疼痛

最常见，半数以上患者有肝区疼痛，多呈持续性钝痛或胀痛。若肿瘤侵犯膈肌，疼痛可放射至右肩，如肿瘤生长缓慢，则无或仅有轻微钝痛；当肝表面癌结节包膜下出血或向腹腔破溃，可表现为突然发生的剧烈肝区疼痛或腹痛。

（2）消化道症状

常有食欲减退、消化不良、恶心、呕吐。腹腔积液或门静脉癌栓可导致腹胀、腹泻等症状。

（3）全身症状

有乏力、进行性消瘦、发热、营养不良，晚期患者可呈恶病质等。少数患者由于癌肿本身代谢异常，进而导致机体内分泌代谢异常，可有自发性低血糖、红细胞增多症、高血钙、高血脂等伴癌综合征的表现。

（4）转移灶症状

肝癌转移可引起相应的症状，如转移至肺可引起咳嗽和咯血，胸膜转移可引起胸痛和血性胸腔积液。癌栓栓塞肺动脉及其分支可引起肺栓塞，产生严重的呼吸困难、低氧血症和胸痛。如转移至骨骼和脊柱，可引起局部压痛或神经受压症状。脑转移可有相应的神经定位症状和体征。

2. 体征

(1) 肝大

进行性肝大为最常见的特征性体征之一。肝质地坚硬，表面及边缘不规则，常呈结节状，有不同程度的压痛。如肝癌突出于右肋弓下或剑突下，上腹可呈现局部隆起或饱满；如癌肿位于膈面，则主要表现为膈肌抬高而肝下缘不下移。

(2) 黄疸

一般在晚期出现，多为阻塞性黄疸，少数为肝细胞性黄疸。阻塞性黄疸是癌肿侵犯或压迫胆管或肝门转移性淋巴结增大压迫胆管引起；肝细胞性黄疸是癌组织肝内广泛浸润或合并肝硬化、慢性肝炎引起。

(3) 肝硬化征象

在失代偿期肝硬化基础上发病者有基础病的临床表现。原有腹腔积液者可表现为腹腔积液迅速增加且具难治性。血性腹腔积液多是肝癌侵犯肝包膜或向腹腔内破溃引起，少数是腹膜转移癌所致。

3. 转移途径

(1) 肝内转移

肝癌最早在肝内转移，易侵犯门静脉及其分支并形成血栓。

(2) 肝外转移

分为血性转移、淋巴转移和种植转移。其中血性转移最常见的部位为肺，种植转移少见。

4. 并发症

(1) 肝性脑病

常为肝癌终末期的最严重并发症，约 1/3 的患者因此死亡。

(2) 上消化道出血

约占肝癌死亡原因的 15%。肝癌常因合并肝硬化或门静脉、肝静脉癌栓致门静脉高压，导致食管-胃底静脉曲张破裂出血；也可因晚期肝癌患者胃肠道黏膜糜烂、凝血功能障碍等出血。

(3) 肝癌结节破裂出血

约 10% 的肝癌患者发生癌结节破裂出血。肝癌组织坏死、液化可致自发破裂或因外力而破裂。如限于包膜下可形成压痛性血肿；破入腹腔可引起急性腹痛和腹膜刺激征，严重可致出血性休克或死亡。

（4）继发感染

患者因长期消耗或放射、化学治疗等抵抗力减弱，加之长期卧床等因素，容易并发肺炎、败血症、肠道感染、压疮等。

5. 临床分期

2001年全国肝癌会议制定的肝癌分期标准、可作为估计肝癌预后和选择治疗方法的重要参考依据。

Ⅰa：单个肿瘤最大直径≤3cm，无癌栓、腹腔淋巴结及远处转移；肝功能分级Child-Pugh A。

Ⅰb：单个或2个肿瘤最大直径之和≤5cm，在半肝，无癌栓、腹腔淋巴结及远处转移，肝功能分级Child-Pugh A。

Ⅱa：单个或2个肿瘤最大直径之和≤10cm，在半肝或多个肿瘤最大直径之和≤5cm，在左、右两半肝，无癌栓、腹腔淋巴结及远处转移；肝功能分级Child-Pugh A。

Ⅱb：单个或2个肿瘤最大直径之和>10cm，在半肝或多个肿瘤最大直径之和>5cm，在左、右两半肝，无癌栓、腹腔淋巴结及远处转移；肝功能分级Child-Pugh A，或不论肿瘤情况，有门静脉分支、肝静脉或胆管癌栓和（或）肝功能分级Child-Pugh B。

Ⅲa：不论肿瘤情况，有门脉主干或下腔静脉癌栓、腹腔淋巴结或远处转移；肝功能分级Child-Pugh A或Child-Pugh B。

Ⅲb：不论肿瘤、癌栓、转移情况，肝功能分级Child-Pugh C。

【辅助检查】

（1）甲胎蛋白（AFP）检测

现已广泛用于肝癌的普查、诊断、判断治疗效果和预测复发。肝细胞癌AFP升高者占70%~90%。AFP浓度通常与肝癌大小呈正相关。在排除妊娠、肝炎和生殖腺胚胎瘤的基础上，AFP检查诊断肝细胞癌的标准：①AFP>500μg/L，持续4周以上；②AFP由低浓度逐渐升高不降；③AFP>200μg/L的中等水平持续8周以上。AFP异质体的检测有助于提高肝癌的诊断率，且不受AFP浓度、肿瘤大小和病期早晚的影响。

（2）其他标志物检测

γ-谷氨酰转移酶同工酶Ⅱ（GGT$_2$）、血清岩藻糖苷酶（AFU）、异常凝血酶原（APT）等有助于 AFP 阴性肝癌的诊断和鉴别诊断，联合多种标志物可提高诊断率。

（3）超声显像检查

B 超检查是目前肝癌筛查的首选检查方法。AFP 结合 B 超检查是早期诊断肝癌的主要方法。彩色多普勒超声有助于了解占位性病变的血供情况，以判断其性质。

（4）CT 检查

CT 是肝癌诊断的重要手段，为临床疑诊肝癌者和确诊为肝癌拟行手术治疗者的常规检查。螺旋 CT 增强扫描使 CT 检查肝癌的敏感性进一步提高，甚至可以发现直径<1cm 的肿瘤。

（5）MRI 检查

能清楚显示肝细胞癌内部结构特征，应用于临床怀疑肝癌而 CT 未能发现病灶，或病灶性质不能确定时。

（6）肝血管造影检查

选择性肝动脉造影是肝癌诊断的重要补充手段，该项检查为有创性。适用于肝内占位性病变非侵入检查未能定性者；疑为肝癌而非侵入检查未能明确定位者；拟行肝动脉栓塞治疗者；施行配合 CT 检查的新技术（如前述）。数字减影血管造影（DSA）设备的普及极大便利了该项检查的开展。

（7）肝活组织检查

在 B 超或 CT 引导下细针穿刺癌结节行组织学检查，是确诊肝癌的最可靠方法。因其有出血或癌肿针道转移的风险，上述非侵入性检查未能确诊者可视情况考虑应用。

【诊断标准】

有乙/丙型病毒性肝炎病史或酒精性肝病的中年尤其是男性患者，有不明原因的肝区疼痛、消瘦、进行性肝大者，应考虑肝癌的可能，做血清 AFP 测定和有关影像学检查，必要时行肝穿刺活检，可获诊断。有典型临床症状的就诊患者往往已至晚期，为争取对肝癌的早诊早治，应对高危人群（肝炎史 5 年以上，乙型或丙型肝炎病毒标志物阳性，35 岁以上）进行肝癌普查，血清 AFP 测定和 B 型超声检查每年 1 次是肝癌普查的基本措施。经普查检出的肝癌可无任何症状和体征，称亚临床肝癌。

对原发性肝癌的临床诊断及对普查发现的亚临床肝癌的诊断可参考以下标准：

（1）非侵入性诊断标准

1）影像学标准：两种影像学检查均显示有>2cm 的肝癌特征性占位性病变。

2）影像学结合 AFP 标准：一种影像学检查显示有>2cm 的肝癌特征性占位性病变，同时伴有 AFP≥400μg/L（排除妊娠、生殖系胚胎源性肿瘤、活动性肝炎及转移性肝癌）。

（2）组织学诊断标准

肝组织学检查证实原发性肝癌。对影像学尚不能确定诊断的≤2cm 的肝内结节应通过肝穿刺活检以证实原发性肝癌的组织学特征。

【治疗原则】

早期发现和早期治疗是改善肝癌预后的最主要措施，早期肝癌应尽量采取手术切除。对不能切除者可采取多种综合治疗措施。

（1）手术治疗

肝癌的治疗方案以手术切除为首选，对诊断明确并有手术指征者应及早手术。由于手术切除仍有很高的复发率，术后宜加强综合治疗与随访。手术适应证为：

1）诊断明确，估计病变局限于一叶或半肝，未侵及第一、第二肝门和下腔静脉者。

2）肝功能代偿良好，凝血酶原时间不低于正常的 50%。

3）无明显黄疸、腹腔积液或远处转移者。

4）心、肺、肾功能良好，能耐受手术者。

5）术后复发，病变局限于肝的一侧者。

6）经肝动脉栓塞化疗或肝动脉结扎、插管化疗后，病变明显缩小，估计有可能手术切除者。

（2）肝动脉化疗栓塞治疗（TACE）

是肝癌非手术疗法中的首选方案，可明显提高患者的 3 年生存率。TACE 是经皮穿刺股动脉，在 X 线透视下将导管插至固有动脉或其分支注射抗肿瘤药物和栓塞剂，常用栓塞剂有碘化油和明胶海绵碎片。现临床多采用抗肿瘤药物和碘化油混合后注入肝动脉，发挥持久的抗肿瘤作用。一般6~8周重复1次，经2~5次治疗，许多肝癌明显缩小，再行手术切除。

（3）无水酒精注射疗法

在B超引导下经皮穿刺至肿瘤内，注射适量的无水酒精，导致肿瘤坏死。适用于肿瘤直径<3cm，结节数<3个伴有肝硬化而不能手术治疗者。

（4）放射治疗

主要适用于肝门区肝癌的治疗，对于病灶较为局限、肝功能较好的早期病例，如能耐受40Gy（4000rad）以上的放射剂量，疗效可显著提高。常用的剂量为40~60Gy/5~6周，治疗过程中联合化疗，同时结合中药或其他支持疗法，可提高缓解率和减轻放射治疗的不良反应。

（5）全身化疗

肝癌化疗以CDDP方案为首选，常用的化疗药物还有多柔比星（ADM）、丝裂霉素C（MMC）、氟尿嘧啶（5-FU）等药物，一般认为单一用药疗效较差。

（6）生物和免疫治疗

近年来，在肝癌的生物学特性和免疫治疗方面研究有所进展。目前单克隆抗体（MAbs）和酪氨酸激酶抑制剂（TKI）类的各种靶向治疗药物等已相继应用于临床，基因治疗和肿瘤疫苗技术近年来也在研究之中。

（7）中医治疗

中医通过调整机体的抗肿瘤能力而发挥作用，如配合手术、化疗和放疗，可促进患者恢复，减轻治疗的不良反应。

（8）并发症的治疗

肝癌结节破裂时，因患者凝血功能障碍，非手术治疗难以止血。在患者能耐受手术的情况下，应积极争取手术探查，行局部填塞缝合术、肝动脉栓塞术、肝动脉结扎术等，进行止血治疗。

【护理评估】

（1）健康史

患者的年龄、性别、婚姻和职业；是否居住于肝癌高发区；有无肝炎、肝硬化病史；饮食和生活习惯，有无进食含黄曲菌的食物、有无亚硝胺类致癌物的接触史等；家族中有无肝癌或其他肿瘤患者；有无其他部位肿瘤病史或手术史；有无其他系统伴随疾病。有无用（服）药史、过敏史等。

（2）身体状况

疼痛发生的时间、部位、性质、诱因和程度；疼痛是否位于右上腹，疼痛是否呈间歇性或持续性钝痛或刺痛，与体位有无关系；是否夜间或劳累时加重，有无牵涉痛；是否伴有消化道症状，如嗳气、腹胀；近期有无乏力、食欲减退等。

（3）心理-社会状况

患者对拟采取的手术方式、疾病预后及手术前后康复知识的了解和掌握程度；患者对手术过程、手术可能导致的并发症及疾病预后所产生的恐惧、焦虑程度和心理承受能力；家属对疾病及其治疗方法、预后的认知程度及心理承受能力；家庭对患者手术、化疗、放疗等的经济承受能力。

【护理诊断】

（1）疼痛

与肝癌肿瘤增长致肝包膜张力增大牵拉、肿瘤转移到其他组织有关。

（2）体液过多：腹腔积液

与肝癌、肝硬化致门脉高压、低蛋白血症及水、钠潴留有关。

（3）营养失调：低于机体需要量

与肝癌所致的进行性消耗、食欲减退、恶心及腹胀有关。

（4）潜在并发症

肝性脑病、上消化道出血、感染。

（5）预感性悲哀

与肝癌晚期临近死亡有关。

（6）知识缺乏

对放疗、化疗所致不良反应的相关知识缺乏有关。

【护理措施】

（1）疼痛护理

1）肝癌晚期患者疼痛剧烈，且较为持续，难以忍受。在护理上，除了给予关心、疏导外，要给患者提供一个舒适、安静，利于休息的环境。

2）评估其疼痛的性质、强度、部位，遵医嘱给予镇痛药，并观察用药后的疗效。

3）可鼓励患者采用转移注意力，放松、分散疗法等非药物方法镇痛。

（2）饮食护理

1）提供高蛋白、适当热量、高维生素的饮食。

2）有食欲不振、恶心、呕吐的患者，用在进食前进行口腔护理、少量多餐等方法促进食欲，增加进食量。

3）对于进食少的患者，应给予营养支持疗法，包括肠道内营养、静脉营养的应用，必要时还可静脉给予白蛋白。

4）腹腔积液严重的患者应限制每日水、钠的摄入，准确记录尿量。

5）有肝性脑病倾向的患者，对蛋白的摄入应减少，甚至禁食。

（3）心理护理

1）本病起病隐匿，临床发现多已是晚期，面对突如其来的沉重打击，患者极易产生悲观、绝望的情绪。

2）护理人员应加强与患者的交流沟通，了解患者在不同阶段的情绪变化，给予相应的护理，使其接受患病事实，乐观对待疾病。

3）护理人员应做好疾病相关的健康宣教，鼓励患者参与治疗和护理，增加与疾病斗争的信心。

4）护理人员对患者出现的不适症状，如疼痛、恶心、厌食等，应积极协助处理，避免对患者情绪带来负面影响。

5）应加强对疾病有极度恐惧易发生危险行为患者的监控，以免发生意外。

（4）病情观察

1）有无腹痛、腹胀、腹泻情况，肝区疼痛的性质、部位、程度、持续时间，有无恶心、呕吐症状及强迫体位。

2）密切注意肝性脑病的早期征象，如患者有无冷漠或欣快，理解力和近期记忆力减退，行为异常以及扑翼样震颤。

3）监测并记录患者血压、脉搏、呼吸、体重及瞳孔的变化。

4）定期复查血氨，肝、肾功能，电解质变化，有情况及时协助医师进行处理。

5）有无门脉高压所致的出血现象，如肠鸣音情况，有无黑便、呕血、便潜血等。

6）皮肤的完整性和患者躯体活动能力。

7）进食情况及营养状态。

（5）用药护理

1）遵医嘱应用抗肿瘤的化学药物，注意观察药物的疗效，及时发现和处理不良反应，如胃肠道反应、骨髓抑制等。

2）鼓励患者保持积极的心态，配合并坚持完成化疗。

3）做好肝动脉栓塞化疗患者的术前及术后护理。术前向患者解释有关治疗的方法、步骤及效果，使患者做到心中有数，以减少患者对手术的疑虑，配合手术。术后因肝动脉供血量突然减少，可产生栓塞后综合征，即腹痛、发热、恶心、呕吐、血清白蛋白降低、肝功能异常等改变，故应做好相应护理。

①术后禁食 2~3 天，逐渐过渡到流质饮食，注意少量多餐，以减少恶心、呕吐，同时避免因食物的消化吸收过程消耗门静脉含氧量。

②密切观察患者病情变化，注意局部有无出血，如发现肝性脑病前驱症状等，应配合医师及时处理。

③术后应观察体温变化，高热患者应及时采取降温措施，避免机体消耗增加。

④鼓励患者深呼吸和及时排痰，预防肺部感染，必要时吸氧，以提高血氧分压，利于肝细胞的代谢。

⑤栓塞术 1 周后，因肝脏缺血，影响肝糖原储存和蛋白质的合成，应根据医嘱静脉输入白蛋白，适量补充葡萄糖溶液。准确记录出入量，如出汗、尿量和尿密度，为补液提供依据。

（6）癌肿破裂出血的护理

癌肿破裂出血是原发性肝癌常见的并发症，少数出血可自行停止，多数患者需要手术止血。对不能手术的晚期患者，可采用告诫患者尽量避免肿瘤破裂的诱因，如剧烈咳嗽、用力排便等使腹压骤升的动作；加强腹部体征的观察，若原发性肝癌突然主诉腹痛，且伴腹膜刺激征，应高度怀疑肿瘤破裂出血，及时通知医师，积极配合抢救，并稳定患者情绪，做好急诊手术的各项准备。

（7） 上消化道出血的护理

上消化道出血是晚期肝癌伴肝硬化患者的常见并发症。

1） 指导患者保持情绪稳定、生活有规律。

2） 以少粗纤维的饮食为主，忌浓茶、咖啡、辛辣等刺激性食物，以免诱发出血。

3） 加强肝功能的监测，及时纠正或控制出凝血功能的异常，必要时遵医嘱输注新鲜血液或凝血因子复合物等。

4） 发生上消化道出血，若量少，可采取禁食、休息及应用止血药等方法；出血量多，应在输血、补充血容量的同时使用双气囊三腔管压迫止血，经内镜或手术止血。

（8） 感染的护理

1） 密切观察患者的体温、脉搏、呼吸，询问有无咽痛、咳嗽、腹泻、排尿异常等不适。

2） 病房应定期用紫外线消毒，减少探视人员，保持室内空气新鲜。

3） 应注意休息，避免劳累。

4） 应进食高蛋白、高维生素、适量热量、易消化饮食，多食蔬菜、水果。

5） 对症护理：指导或协助患者做好皮肤、口腔护理；注意会阴部及肛门部的清洁，减少感染机会；出现呼吸道、肠道、泌尿道等部位感染时应遵医嘱及时用药控制；各项护理工作应严格遵循无菌原则进行操作，防止交叉感染。

（9） 压疮的护理

1） 协助患者活动：协助不能活动的患者翻身，每2小时1次。稍能活动的患者鼓励其在床上活动，或在家属帮助下进行肢体锻炼。

2） 指导患者正确的翻身方法，勿拖动，以免摩擦导致皮肤破损。

3） 久卧或久坐时，应在骨突处置小垫，可用纱布垫架空足跟，以防局部受压。

4） 保持皮肤清洁，每天用温水拭净皮肤，及时更换被排泄物和汗液污染的衣服。

5） 皮肤干燥者可用滋润霜涂擦。

6） 保证充足的营养，给予高蛋白、高热量饮食，不能进食者可鼻饲或静脉补充营养。

（10） 肝区疼痛的护理

1） 注意观察疼痛发作的时间、部位、性质、程度，疼痛伴随的症状，如恶心、呕吐及有无发热等。

2）卧床休息，适当活动，但要避免疲劳。

3）病室环境要整洁、安静、舒适，温、湿度适宜。

4）应给予高蛋白、高维生素、适当热量、易消化饮食，避免摄入高脂肪食物。

5）疼痛的护理

①最新的镇痛方式为患者自控镇痛，即应用特制泵，连续性输注镇痛药。患者可以自行控制，采取间歇性投药。给药途径包括静脉、皮下、椎管内。此方式用药灵活，可以克服投药的不及时性，降低患者对镇痛药的要求及总需要量和对专业人员的依赖性，增强患者自我照顾和自主能力以及对疼痛控制的能力。按三级镇痛的方法应用镇痛药。第一阶段，从非阿片类镇痛药开始，如阿司匹林、布桂嗪（强痛定）、奈福泮（平痛新）、吲哚美辛（消炎痛）栓等；第二阶段，若第一阶段药物不能缓解，加弱阿片类镇痛药，如可待因、丙氧酚等；第三阶段，若疼痛剧烈，则可用强阿片类镇痛药，如哌替啶（杜冷丁）、美施康定等。现在有一种新型贴剂多瑞吉，镇痛效果可达到 72 小时。

②指导患者减轻疼痛的方法：疼痛时尽量深呼吸，以胸式呼吸为主，减轻腹部压力刺激。取患侧卧位及半卧位，可减轻腹壁紧张，减轻疼痛。

③局部轻轻按摩，不可用力，防止肿块破裂或扩散。

④保持排便通畅，减轻腹胀，以免诱发疼痛。

⑤鼓励患者享受人的权力和尊严，保持情绪稳定，因焦虑的情绪易加深疼痛。转移患者注意力，可读小说、漫画等分散注意力。

⑥正确可靠地评估患者的疼痛，其内容包括疼痛的程度、部位、性质、发作情况及并发症状等。评估时，除了解身体因素外，还必须注意心理、社会及经济等诸多因素的影响。

（11）肝性脑病的护理

肝性脑病常发生于肝功能失代偿或濒临失代偿的原发性肝癌者。对患者加强生命体征和意识状态的观察，若出现性格行为变化，如欣快感、表情淡漠或扑翼样震颤等前驱症状及时通知医师，给予：

1）避免肝性脑病的诱因，如上消化道出血、高蛋白饮食、感染、便秘、应用麻醉镇静催眠药、大量放腹腔积液及手术等。

2）禁用肥皂水灌肠，可用生理盐水或弱酸性溶液（如食醋 30ml 加入生理盐水 100ml），使肠道保持为酸性。

3）口服新霉素或卡那霉素，以抑制肠道细菌繁殖，有效减少氨的产生。

4）使用降血氨药物，如谷氨酸钾或谷氨酸钠静脉滴注。

5）给予富含支链氨基酸的制剂或溶液，以纠正支链/芳香族氨基酸比例失调。

6）肝性脑病者限制蛋白质摄入，以减少氨的来源。

7）便秘者可口服乳果糖，促使肠道内氨的排出。

（12）介入治疗的护理

1）向患者解释介入治疗的目的、方法及治疗的重要性和优点，帮助患者消除紧张、恐惧的心理，争取主动配合。注意出凝血时间、血象、肝肾功能、心电图等检查结果，判断有无禁忌证。术前禁食4小时，备好一切所需物品及药品，检查导管的质量，防止术中出现断裂、脱落或漏液等。

2）预防出血：术后嘱患者平卧位，穿刺处用1~2kg砂袋固定压迫止血；尽量减少搬动。嘱患者绝对卧床24小时，患肢制动8小时，术侧下肢禁止屈髋，无出血方可稍活动下肢。要注意观察穿刺部位敷料有无渗血，局部有无血肿或血栓形成。

3）导管护理：妥善固定和维护导管，严格遵守无菌原则，每次注药前消毒导管，注药后用无菌纱布包扎，防止细菌沿导管发生逆行感染。为防止导管堵塞，注药后用肝素稀释液 2~3ml（25U/ml）冲洗导管。

4）介入术后综合征的护理：肝动脉栓塞化疗后多数患者可出现发热、肝区疼痛、恶心、呕吐、心悸、白细胞计数减少等，称栓塞后综合征。若体温>38.5℃，可予物理、药物降温。肝区疼痛可适当给予镇痛药。恶心、呕吐可给予甲氧氯普胺（胃复安）、氯丙嗪等。当白细胞计数<4×10^9/L 时，应暂停化疗，并应用升白细胞药物。

5）并发症防治：密切观察生命体征和腹部体征，若因胃、胆、胰、脾动脉栓塞而出现上消化道出血及胆囊坏死等并发症应及时通知医师，并协助处理。肝动脉栓塞化疗可造成肝细胞坏死，加重肝功能损害，应注意观察患者的意识状态、黄疸程度，注意补充高糖、高能量营养素，积极给予保肝治疗，防止肝衰竭；介入治疗后嘱患者大量饮水，减轻化疗药物对肾的不良反应，观察排尿情况。

6）药物过敏：若出现血压下降、脉搏细数、大汗淋漓，应立即给予平卧、保暖，皮下注射肾上腺素 1mg，静脉推注地塞米松 5mg，氧气吸入等。

7）拔管护理：拔管后局部加压 15 分钟，卧床 24 小时，防止局部出血。

【健康教育】

（1）注意饮食及饮水卫生，做好粮食保管，防霉去毒，保护水源，防止污染。积极宣传和普及肝癌的预防知识，定期对肝癌高发区人群进行普查，以预防肝癌发生和早期诊治肝癌。

（2）指导患者合理进食，饮食宜少量多餐，多食营养丰富、均衡和富含维生素的食物，避免摄入高脂肪、高热量和刺激性食物，以清淡、易消化为宜。伴有腹腔积液、水肿者，应严格控制水、食盐摄入量。若有肝性脑病倾向，应减少蛋白质的摄入。戒烟、戒酒，减少对肝脏的损害。

（3）按医嘱服药，忌服对肝脏有损害的药物。戒烟、酒。指导疼痛放松疗法，正确使用镇痛药物。定期放疗和化疗，定期复查血常规，根据病情发展随时调整治疗方案。

（4）指导患者保持乐观情绪，建立积极的生活方式，增加精神支持。保持生活规律，注意劳逸结合，避免情绪剧烈波动和劳累，以减少肝糖原的分解，减少乳酸和血氨的产生。有条件者参加社会性抗癌组织活动，增强精神支持力量，以提高机体抗肿瘤功能。

（5）指导术后恢复功能锻炼并讲解目的、意义。进行有效深呼吸、咳嗽、咳痰、吹纸训练，进行轻度谨慎肺叩击，防止肺部感染。注意置胃管、禁食者的口腔卫生，防止口腔感染。向患者解释放置各种导管的目的、注意事项。

（6）每 3~6 个月复查 1 次，若出现进行性消瘦、贫血、乏力、发热等症状及时就医。

第六节　肝性脑病

肝性脑病（HE）又称肝性昏迷，是由急性肝衰竭、严重慢性肝病和（或）伴有门体分流导致的以代谢紊乱为基础的中枢神经系统功能失调综合征。该病可从开始的情绪或行为改变、衣着不整和大脑反应迟钝，发展至昏睡及深度昏迷。其主要临床表现是意识障碍、行为失常和昏迷。肝性脑病是肝硬化最严重的并发症，也是最常见的死因。

若脑病的发生是门静脉高压、广泛肝门静脉与腔静脉侧支循环形成导致，称门体分流性脑病（PSE）。对于有严重肝病尚无明显肝性脑病的临床表现，而用精细的智力测验和电生理检测可发现异常情况者，称轻微肝性脑病，是肝性脑病发病过程中的一个阶段。

肝性脑病的常见诱因：①消化道出血；②肾功能衰竭；③感染；④便秘；⑤药物；⑥利尿治疗；⑦饮食蛋白质过量等。

【临床表现】

肝性脑病患者有严重肝功能障碍和（或）广泛门体侧支循环形成的证据，常有严重肝病或其他有关病史。多数患者有明显诱因，如上消化道大出血、感染、高蛋白饮食、利尿剂及镇静剂等。临床出现扑翼样震颤和精神紊乱、昏睡或昏迷。急性肝性脑病常无前驱症状，起病数日内即进入昏迷。

（1）一期（前驱期）

此期患者有轻度性格和行为异常，如欣快易激动或淡漠少语，神志恍惚、注意力不能集中，回答问题缓慢，吐词不清，衣冠不整，随地便溺，偶可出现扑翼样震颤（或称肝震颤，即当患者两臂平伸手指分开时，出现两上肢向外侧偏斜，伴急促而不规则扑翼样抖动）。脑电图多数正常。此期可从数天至数周，因症状不明显易被忽视。

（2）二期（昏迷前期）

此期患者的上述症状加重，并有定向障碍，表现为对时间、地点的概念错乱，常有幻觉、睡眠时间倒错、嗜睡和兴奋交替、不能完成简单计算。腱反射亢进、巴宾斯基征阳性，有扑翼样震颤。有脑电图异常。

（3）三期（昏睡期）

此期患者以昏睡和严重精神错乱表现为主。患者由嗜睡逐渐进入昏睡状态，但可以唤醒。对疼痛等刺激也有反应，偶尔出现短暂的躁动或幻觉，扑翼样震颤也可引出。肌张力增加，锥体束征常呈阳性，脑电图异常。

（4）四期（昏迷期）

此期患者的神志完全丧失，不能唤醒。浅昏迷时对外界刺激还有反应；深昏迷时各种反射均消失，肌张力降低，瞳孔可散大，对光反射减弱或消失。可出现阵发性惊厥、高热、踝阵挛或换气过度等。脑电图明显异常。扑翼样震颤尤其是深昏迷者不能引出。

轻微肝性脑病患者的反应常降低，不宜驾车及高空工作。肝功能损害严重的肝性脑病患者有明显黄疸、出血倾向和肝臭，且易并发各种感染、肝肾综合征和脑水肿等。

【辅助检查】

（1）血氨

慢性肝性脑病尤其是门体分流性脑病患者多有血氨升高，急性肝性脑病患者血氨可以正常。

（2）脑电图

脑电图是大脑细胞活动时所发出的电活动，正常人的脑电图呈 a 波，每秒 8～13 次。肝性脑病患者的脑电图表现为节律变慢。

（3）诱发电位

是大脑皮质或皮质下层接受到由各种感觉器官受刺激的信息后所产生的电位，其有别于脑电图所记录的大脑自发性电活动。可用于轻微肝性脑病的诊断和研究。

（4）心理智能测验

适用于肝性脑病的诊断和轻微肝性脑病的筛选。

（5）影像学检查

急性肝性脑病患者行脑 CT 或 MRI 检查可发现脑水肿。

（6）临界视觉闪烁频率

可辅助诊断 HE，用于检测轻微肝性脑病。

【诊断依据】

肝硬化失代偿期并发中枢神经系统紊乱为肝性脑病的主要特征，一般诊断不难。主要诊断依据：①严重肝病和（或）广泛门体侧支循环；②精神紊乱、昏睡或昏迷；③有肝性脑病的诱因；④明显肝功能损害或血氨增高，扑翼样震颤；⑤典型的脑电图改变。

轻微肝性脑病的诊断依据：①有严重肝病和（或）广泛门体侧支循环形成的基础；②心理智能测验、诱发电位、脑 CT 或 MRI 检查及临界视觉闪烁频率异常。

【治疗原则】

去除 HE 发作的诱因，保护肝脏功能免受进一步损伤，治疗氨中毒及调节神经递质是治疗 HE 的主要措施。

（1）及早识别及去除 HE 发作的诱因

1）慎用镇静药及损伤肝功能的药物：镇静、催眠、镇痛药及麻醉剂可诱发肝性脑病，肝硬化特别是有严重肝功能减退时应尽量避免使用。

2）纠正电解质和酸碱平衡紊乱：低钾性碱中毒是肝硬化患者在进食量减少、利尿过度及大量排放腹腔积液后的内环境紊乱，是诱发或加重肝性脑病的常见原因之一。因此，应重视患者的营养支持，利尿药的剂量不宜过大，大量排放腹腔积液时应静脉输入足的白蛋白以维持有效血容量和防止电解质紊乱。

3）止血和清除肠道积血：上消化道出血是肝性脑病的重要诱因之一。清除肠道积血可采取乳果糖、乳梨醇或 25% 硫酸镁口服或鼻饲导泻，生理盐水或弱酸液（如稀醋酸溶液）清洁灌肠。

4）预防和控制感染：失代偿期肝硬化患者容易合并感染，特别是对肝硬化大量腹腔积液或合并曲张静脉出血者应高度警惕，必要时予抗生素预防性治疗。发现感染应积极控制，选用对肝损害小的广谱抗生素静脉给药。

5）注意防治便秘：门体分流对蛋白不耐受者应避免大量蛋白质饮食。警惕低血糖并及时纠正。

（2）促进有毒物质的代谢清除

如应用降氨药物、GABA/BZ 复合受体阻滞药。

（3）减少肠内氨源性毒物的生成与吸收

1）饮食：开始数天内禁食蛋白质。食物以糖类为主，每天供给足量的热量和维生素。

2）灌肠或导泻：清除肠内积食、积血或其他含氮物。可用生理盐水或弱酸性溶液灌肠，或口服硫酸镁导泻。

3）抑制肠道细菌生长：遵医嘱口服新霉素或甲硝唑，也可口服福昔明。

（4）对症治疗

纠正水、电解质和酸碱失衡，每天入液总量<2500ml，肝硬化腹腔积液患者一般以尿量加1000ml为标准控制入液量，以免血液稀释，血钠过低而加重昏迷，注意纠正低钾和碱中毒，及时补充氯化钾或静滴精氨酸溶液。保护脑细胞功能，可用冰帽降低颅内温度。保持呼吸道通畅：深昏迷者，应做气管切开排痰给氧；防止脑水肿：静脉滴注高渗葡萄糖、甘露醇等脱水药。

（5）其他治疗

对于门体分流性难治性肝性脑病，可采用介入方法用钢圈或气囊栓塞有关的门静脉系统减少分流或肝移植。

【护理评估】

（1）身体状况

评估一般身体状况，饮食及食物种类，日常休息及活动量、活动耐力；评估患者意识状态情况。

（2）心理-社会状况

评估患者对相关疾病知识的知晓程度。

【护理诊断】

（1）意识障碍

与血氨增高、代谢产物引起中枢神经系统功能紊乱有关。

（2）自理能力缺陷

与意识障碍有关。

（3）有皮肤完整性受损的危险

与被动体位有关。

（4）营养失调：低于机体需要量

与代谢紊乱、进食少等有关。

（5）有受伤的危险

与肝性脑病所致意识障碍有关。

（6）潜在并发症

脑水肿。

（7）照顾者角色困难

与照顾者体力及经济负担过重有关。

【护理措施】

（1）病情观察

1）密切注意肝性脑病的早期征象，患者有无冷漠或欣快、理解力和近期记忆力减退、行为异常以及扑翼样震颤等。

2）监测并记录患者血压、脉搏、呼吸、体重及瞳孔变化。

3）定期复查血氨，肝、肾功能及电解质变化，有异常情况及时协助医师进行处理。

4）认真记录患者24小时出入量。应用利尿药者尤其要注意用药后的反应（尿量及血电解质变化）。

（2）避免各种诱发因素

应协助医生迅速去除诱发因素：①清除胃肠道内积血，减少氨的吸收。上消化道出血为最常见的诱因，可用生理盐水或弱酸性溶液灌肠，忌用肥皂水；②避免快速利尿和大量放腹腔积液，防止有效循环血量减少、大量蛋白质丢失及低钾血症，从而加重病情。可在放腹腔积液的同时补充血浆白蛋白；③避免应用催眠镇静药、麻醉药等。当患者狂躁不安或抽搐时，禁用吗啡、水合氯醛、哌替啶及速效巴比妥类，必要时遵医嘱减量使用地西泮、东莨菪碱，并减少给药次数；④防止及控制感染，失代偿期肝硬化患者容易并发感染，特别是有大量腹腔积液或曲张静脉出血者。发生感染时，应遵医嘱及时、准确地应用抗生素，以有效控制感染；⑤保持排便通畅，防止便秘。便秘使含氨、胺类和其他有毒物质的粪便与结肠黏膜接触时间延长，促进毒物的吸收。

（3）用药护理

1）用谷氨酸钠或谷氨酸钾时应注意患者的尿量、腹腔积液和水肿情况。谷氨酸钠在明显腹腔积液、水肿时慎用，谷氨酸钾对少尿者慎用，但对伴低血钾者则效果更佳。

2）精氨酸对伴酸中毒者不宜使用。用药中应注意滴速不宜过快，不宜与碱性溶液配伍，以免引起流涎、面色潮红与呕吐。

3）用苯甲酸钠时应注意观察有无恶心、呕吐、腹胀、腹痛等不良反应。

4）应用新霉素的患者应监测听力和肾功能，且不宜长期用药，避免发生听神经及肾损害。

5）灌肠和导泻：急性门体分流性脑病昏迷患者应首选 66.7% 乳果糖 500ml 灌肠。可口服或鼻饲 25% 硫酸镁 30~60ml 导泻。导泻时应注意观察血压、脉搏，记录尿量、排便量和粪便颜色，加强肛周皮肤护理。血容量不足、血压不稳定者不能导泻，以防大量脱水而进一步影响循环血量。

6）乳果糖：在肠道内产气较多，易出现腹胀、腹痛、恶心、呕吐，也可引起电解质紊乱。应从小剂量开始应用。

7）支链氨基酸：静脉注射支链氨基酸输液速度不宜过快；大量输注葡萄糖须警惕低血钾、心衰及脑水肿。

（4）饮食护理

以糖类为主，每日热量为 5.0~6.7MJ（1200~1600kcal）和足量的维生素。昏迷者鼻饲 25% 葡萄糖液供给热量。胃不能排空时应停止鼻饲改用静脉滴注。在大量滴注葡萄糖的过程中必须警惕低钾血症、心力衰竭和脑水肿。急性肝性脑病及 3、4 期肝性脑病开始数日要禁食蛋白，清醒后每 2~3 天增加 10g，逐渐增加蛋白至每日 1.2g/kg；1、2 期肝性脑病则开始数日给予低蛋白饮食（20g/d），每 2~3 天增加 10g，如无肝性脑病发生，则继续增加至每日 1.2g/kg。蛋白种类以植物蛋白为主，其次是牛奶蛋白，尽量少用脂肪。

（5）意识障碍的护理

1）病情观察：严密观察患者的思维及认知的改变，以判断有无意识障碍及其程度；加强对患者体温、脉搏、呼吸、血压、瞳孔的监测，并记录。定期检测肝、肾功能及电解质的变化。

2）病室环境整洁，温、湿度适宜。

3）安排专人护理，对躁动的患者应加床挡，必要时使用约束带，防止发生坠床、跌撞伤等意外。

4）以糖类为主要食物，每日保证充足的热量（1200~1600kcal/d）和维生素，尤其是维生素 C、维生素 B、维生素 K、维生素 E 等，但不宜用维生素 B_6。

5）昏迷患者可采用经鼻导管鼻饲或静脉滴注葡萄糖供给热量，以减少蛋白质的分解。需长期静脉内补充者可做锁骨下静脉和颈静脉穿刺插管供给营养。在大量滴注葡萄糖的过程中，须警惕低钾血症、心力衰竭和脑水肿。

（6）昏迷的护理

1）保持呼吸道通畅：环境清洁舒适，温、湿度适宜，室内空气流通；去枕平卧，头偏向一侧，取出义齿，深昏迷患者取侧卧位或侧俯卧位；促进排痰，舌根后坠放置口咽通气管；超声雾化吸入稀释痰液，加强翻身叩背促进体位排痰（注意急性期不能过多搬动患者）；短期不能清醒者宜行气管插管、气管切开，必要时使用呼吸机辅助呼吸；定期做血气分析。使用抗生素防治呼吸道感染。

2）安全护理：24小时专人守护，加床挡，使用约束带，遵医嘱使用镇静剂；禁止使用热水袋，以防烫伤。

3）饮食指导：供给足够的营养，禁食期间给予静脉营养，准确记录出入量；昏迷超过3~5天给予鼻饲，成人鼻饲量2000~2500ml/d（也可根据患者情况决定鼻饲量）。鼻饲前检查确认胃管在胃内，有无胃出血或胃潴留。有胃潴留者，延长鼻饲间隔时间或中止1次。胃出血者禁止鼻饲，抽尽胃内容物后按医嘱注入止血药。患者意识好转，出现吞咽、咳嗽反射，应及时争取经口进食。从半流质饮食开始，逐渐过渡到普通饮食。入量不足部分由胃管补充，抬高床头防止呛咳及反流。

4）眼睑不能闭合者，给予眼药膏保护，无需随时观察瞳孔时，可用纱布遮盖双眼。

5）保持肢体处于功能位，防止足下垂。每日进行肌肉按摩，促进局部血液循环，防止血栓性静脉炎。尽早行肢体功能锻炼，每日2~3次。

6）尊重患者，维护自尊及自身形象。昏迷时间较长时，应与家属做好沟通，以取得家属的理解和积极配合，指导家属参与部分护理工作，同时不定期评估护理效果。

7）预防并发症：①防止压疮：保持床单元清洁、干燥、平整、无皱褶，及时处理尿便。减轻局部受压，每1~2小时翻身1次，用50%酒精按摩受压部位，建立床头翻身卡；②肺部感染：加强呼吸道护理，定时翻身拍背，保持呼吸道通畅，防止呕吐物误吸引起窒息和呼吸道感染；

③泌尿系感染：留置尿管应严格无菌操作。保持尿管引流通畅，防扭曲、受压、折叠，及时倾倒尿液，防逆流。每日冲洗膀胱1~2次，洗净会阴及尿道口分泌物。放尿训练膀胱收缩功能；④便秘：加强翻身，定时按摩下腹部促进肠蠕动。2~3天未排便应给予轻泻药，用开塞露肛注，必要时戴橡胶手套抠出粪便。

【健康教育】

（1）疾病知识指导

向患者及家属介绍肝脏疾病和肝性脑病的有关知识，指导其认识肝性脑病的各种诱发因素，要求患者自觉避免诱发因素，如限制蛋白质的摄入，不滥用对肝有损害的药物，保持排便通畅，避免各种感染，戒烟、酒等。

（2）用药指导

指导患者按医嘱规定的剂量、用法服药，了解药物的主要不良反应，并定期随访。

（3）照顾者指导

使患者家属了解肝性脑病的早期征象，以便早期发现，并得到及时诊治。家属要给予患者精神支持和生活照顾，帮助患者树立战胜疾病的信心。

第七章 胰腺疾病的护理

第一节 急性胰腺炎

急性胰腺炎（AP）是一种常见的急腹症，是胰酶对胰腺组织自身消化导致的化学性炎症，常呈急性上腹痛，伴血淀粉酶升高，轻者病程1周左右，预后良好，又称轻症急性胰腺炎（MAP）；少数重者可发展为胰腺出血、坏死，继发感染、腹膜炎和休克等多种并发症，病死率高达15%，称重症急性胰腺炎（SAP）。多见于青壮年，女性多于男性。

急性胰腺炎的病因较多，且存在地区差异。常见病因有胆石症（包括胆管微结石）、酒精、高脂血症。其他病因还有急性传染病、手术、外伤等。经临床与影像、生化等检查，不能确定病因者称特发性。

【临床表现】

AP的临床表现轻重与其病因、病情的严重程度、治疗是否及时等因素有关。

1. 症状

（1）腹痛

95%的患者有腹痛，多呈突然发作，与饱餐和酗酒有关，为持续性刀割样痛，疼痛部位多在上腹，可向左背部放射，疼痛时蜷屈体位和前倾体位可使疼痛缓解。

（2）发热

多为中度发热，持续3~5天。若发热不退或逐日升高、尤其持续发热2~3周以上者，要警惕胰腺脓肿可能。

（3）恶心、呕吐

多在起病后出现，呕吐物为胃内容物，重者混有胆汁，呕吐后患者无舒适感。

（4）黄疸

病情较轻的可无黄疸。不同原因的黄疸持续时间各异。

2. 体征

（1）疼痛

轻症急性胰腺炎患者有腹部的深压痛，重症急性胰腺炎患者可出现腹肌紧张、压痛、反跳痛等腹膜刺激三联征。

（2）腹块

常为急性胰腺假囊肿或胰腺脓肿，一般见于起病后4周或4周以上。

（3）皮下淤斑

是血性液体渗透至皮下形成，出现在两肋部者，称 Grey-Tuner 征；出现在脐部者，称 Cullen 征。

（4）其他

如手足搐搦、气短、胸腔积液及腹腔积液等。

3. 并发症

（1）全身并发症

①消化道出血：以上消化道出血多见，出现呕血、黑便，多因应激性溃疡所致；②败血症：早期以革兰阴性杆菌为主，后期可为混合性感染；③多器官功能障碍（MOF）：出血坏死性胰腺炎多死于 MOF，如发生急性呼吸窘迫综合征（ARDS）、急性肾衰竭、消化道出血、胰性脑病或弥散性血管内凝血（DIC）等。

（2）局部并发症

①假性囊肿：多于发病3~4周形成，囊肿多居胰腺体尾部，破裂后可形成胰性腹腔积液，合并感染时可体温升高；②胰腺脓肿：多发生于病程2周以后，常居体尾部或头尾部后方。胰腺内或胰周的脓液积聚，外周为纤维囊壁。患者常有发热、腹痛、消瘦等营养不良症状。

【辅助检查】

（1）白细胞

总数增加，以中性粒细胞升高为主，常有核左移现象。

（2）C-反应蛋白（CRP）

是一种能与肺炎球菌 C 多糖体反应形成复合物的急性时相反应蛋白。在各种急性炎症、组织损伤、细菌感染后数小时迅速升高。CRP 对急性胰腺炎诊断不具特异性，主要用于评估急性胰腺炎的严重程度。CRP 正常值<10mg/L，当 CRP>150mg/L 时，提示重症急性胰腺炎。

（3）血淀粉酶检查

急性胰腺炎的血淀粉酶在发病 2~12 小时后即升高，>350 Somogyi 单位应考虑本病，>500 单位即可确诊。一般持续 3~5 天后即可恢复。但血淀粉酶的高低并不与病情成正比，应予以注意。另外，尚有诸多急腹症者血淀粉酶也可升高，但很少>500 单位者。

（4）尿淀粉酶检查

急性胰腺炎的尿淀粉酶较血淀粉酶升高稍晚，且下降也较慢，一般发病后 12~24 小时上升，可持续 1~2 周开始下降。尿淀粉酶变化仅作参考，其值在 500~1000 Somogyi 单位，甚至更高者具诊断价值。

（5）淀粉酶清除率与肌酐清除率比值测定

测定淀粉酶清除率与肌酐清除率比值（Cam/Ccr）有助于鉴别高淀粉酶血症的病因。Cam/Ccr 公式为：

$$Cam/Ccr = \frac{尿淀粉酶}{血淀粉酶} \times \frac{血肌酐}{尿肌酐} \times 100$$

Cam/Ccr 的正常值为 1.24%±0.13%，一般应<4%，急性胰腺炎时显著增高，达 6.6%±0.3%，在 9~15 天逐渐下降至正常水平，症状加剧时又增高。

（6）血清脂肪酶检查

血清脂肪酶对急性胰腺炎有重要临床意义，尤其当血清淀粉酶活性已经下降至正常，或其他原因引起血清淀粉酶活性增高，血清脂肪酶活性测定有互补作用。同样，血清脂肪酶活性与疾病严重度不呈正相关。

（7）血钙测定

急性胰腺炎时血钙测定轻度下降，一般不需治疗，如显著下降多示预后险恶。

（8）影像学检查

1）X 线：胸、腹部 X 线片对有无胸腔积液、肠梗阻有帮助。

2）腹部 B 超：可用于有无胆管结石和胰腺水肿、坏死的判断。

3）腹部 CT：增强 CT 扫描能确切地显示胰腺的解剖结构，可确定急性胰腺炎是否存在及其严重程度以及有无局部并发症，鉴别囊性或实质性病变，判断有无出血、坏死，评价炎症浸润的范围。

4）MRI：对胰腺炎的诊断与 CT 相似，还可通过 MRCP 判断有无胆胰管梗阻。

【诊断标准】

（1）急性发作的剧烈而持续性上腹痛、恶心、呕吐、上腹部压痛，同时有血清淀粉酶活性升高（>正常值上限 3 倍），影像学提示胰腺有或无形态学改变，排除其他急腹症者即可诊断。

（2）重症急性胰腺炎重症标准包括器官衰竭（尤其是休克、肺功能不全、肾衰竭）和（或）局部并发症（尤其是胰腺坏死、脓肿、假性囊肿）。

临床早期诊断重型可根据以下表现：①症状：烦躁不安、四肢厥冷等休克症状；②体征：腹肌强直、腹膜刺激征；③血钙<2.0mmol/L，血糖>11.2mmol/L（无糖尿病病史），血尿淀粉酶突然下降；④腹穿有高淀粉酶活性的腹腔积液。

【治疗原则】

急性胰腺炎的治疗原则为减轻腹痛、减少胰腺分泌、防治并发症。多数患者属于轻症急性胰腺炎，经 3~5 天积极治疗多可治愈。重症急性胰腺炎必须采取综合性措施，积极抢救治疗。

（1）MAP 治疗

以内科治疗为主。治疗原则：

1）禁食及胃肠减压：目的在于减少胃酸分泌，进而减少胰液分泌，以减轻腹痛和腹胀。

2）静脉输液：补充血容量，维持水、电解质和酸碱平衡。

3）镇痛：腹痛剧烈者可予哌替啶。

4）抗感染：我国大多数急性胰腺炎与胆管疾病有关，故多应用抗生素。

5）抑酸治疗：静脉给予 H_2 受体阻滞剂或质子泵抑制剂。

（2）SAP 治疗

除上述治疗措施外，还应：

1）监护：转入重症监护病房（ICU）进行病情监测。

2）维持水、电解质平衡：积极补充液体和电解质，维持有效循环血容量。伴有休克者，应给予白蛋白、鲜血或血浆代用品。

3）营养支持：早期一般采用全胃肠外营养（TPN），如无肠梗阻，应尽早过渡到肠内营养（EN），以增强肠道黏膜屏障。

4）抗感染治疗：重症患者常规使用抗生素，以预防胰腺坏死并发感染，选用对肠道移位细菌敏感且对胰腺有较好渗透性的抗生素，常用药物有氧氟沙星、环丙沙星、克林霉素、甲硝唑及头孢菌素类等。

5）减少胰液分泌：生长抑素具有抑制胰液和胰酶分泌，抑制胰酶合成的作用。尤以生长抑素和奥曲肽疗效较好，生长抑素剂量为 250μg/h，奥曲肽为 25~50μg/h，持续静滴，疗程 3~7 天。

6）抑制胰酶活性：仅用于重症胰腺炎的早期，常用药物有抑肽酶 20 万~50 万 U/d，分 2 次溶于葡萄糖液静滴，加贝酯 100~300mg 溶于 500~1500ml 葡萄糖盐水，每小时 2.5mg/kg，静滴。

（3）并发症治疗	**（4）其他治疗**
对急性出血坏死型胰腺炎伴腹腔内大量渗液者，或伴急性肾衰竭者，可采用腹膜透析治疗；急性呼吸窘迫综合征除药物治疗外，可作气管切开和应用呼吸机治疗；并发糖尿病者可使用胰岛素。	1）内镜下 Oddi 括约肌切开术（EST）：适用于胆源性胰腺炎合并胆管梗阻或胆管感染者。 2）中医治疗：对急性胰腺炎有一定疗效。主要有柴胡、黄连、黄芩、枳实、厚朴、木香、白芍、芒硝、大黄（后下）等，随症加减。 3）外科治疗：①腹腔灌洗可清除腹腔内细菌、内毒素、胰酶、炎性因子等；②对于急性出血坏死型胰腺炎经内科治疗无效，或胰腺炎并发脓肿、假性囊肿、弥漫性腹膜炎、肠穿孔、肠梗阻及肠麻痹坏死时，需实施外科手术治疗。

【护理评估】

（1）一般情况	**（2）身体状况**
患者的年龄、性别、职业、婚姻状况、健康史、既往史、心理、自理能力等。	评估：①消化系统症状：腹痛、腹胀、恶心、呕吐、排气、排便等情况；②全身情况：生命体征、神志、精神状态，有无发热、呼吸困难、呼吸窘迫等情况。

【护理诊断】

(1) 疼痛

与胰腺与周围组织炎症有关。

(2) 有体液不足的危险

与呕吐、禁食、胃肠减压、脱水、出血有关。

(3) 体温过高

与胰腺炎症、坏死、继发感染有关。

(4) 恐惧

与剧烈腹痛及病情进展急骤有关。

(5) 潜在并发症

急性肾衰竭、心力衰竭、败血症、急性呼吸窘迫综合征。

(6) 知识缺乏

缺乏有关本病的病因和预防知识。

(7) 自理能力下降

与剧烈腹痛有关。

【护理措施】

1. 休息与体位

（1）胰腺炎患者应卧床休息，保证睡眠及环境的安静，以降低代谢及胰腺分泌，增加脏器的血流量，促进组织修复和体力恢复，改善病情。

（2）协助患者选择舒适的卧位，鼓励其翻身；防止因剧痛在床上辗转不宁而坠床，必要时加床挡，周围不要有危险物，保证安全。

2. 疼痛护理

（1）禁食，必要时胃肠减压，以减少对胰腺的刺激。

（2）评估疼痛的部位、性质、程度，疼痛>5分或难以忍受，联系医师给予镇痛解痉药物，30分钟后观察镇痛效果。禁用吗啡，因吗啡可引起 Oddis 括约肌收缩，增加胆管内压力。

（3）协助变换体位，取半卧位，使膝弯曲，靠近胸部以缓解疼痛。按摩背部，增加舒适感。

3. 饮食护理

急性期应禁食，防止食物及酸性胃液进入十二指肠刺激胰腺分泌消化酶，加重胰腺炎；禁食时每天应补液 2000～3000ml，以补充血容量，重症者每天补液 5000～10000ml；胃肠减压时补液量应适当增加，注意补充电解质，维持电解质及酸碱平衡；腹痛和呕吐症状控制后（淀粉酶正常）可逐步给予进食，饮食要循序渐进，开始时可给患者饮水，无腹痛时可给予对胰腺刺激较小的碳水化合物类饮食，应从流质逐渐过渡到软食，症状缓解后可选用少量优质蛋白质（25g/d），有利于胰腺的恢复，忌油脂饮食。

4. 病情观察

（1）注意观察及详细了解患者疼痛的规律和特点，注意观察疼痛的部位、性质、发作规律、呕吐物及粪便颜色、性质和数量。对呕吐者应同时准确记录出入液量，并注意监测酸碱代谢和电解质变化。

（2）重症胰腺炎患者腹痛主要表现为腹正中或偏左突发疼痛、持续性刀割样剧痛，一般镇痛药不能缓解，可伴频繁的反射性恶心、呕吐，具有"症征分离"特点。

（3）严密监测患者的体温、脉搏、呼吸、血压、血氧饱和度及血气分析，如患者体温不升，同时血压及心率迅速升高、增快，尿量减少，提示循环功能衰竭，有休克的危险。立即通知医师给予血管活性药物，每 4 小时监测体温 1 次，如果体温>39℃则提示有感染，立即给予物理降温、抗感染等治疗。

（4）一般患者早期有低氧血症，故早期应给予中、低流量持续氧气吸入，必要时面罩给氧，如出现血氧饱和度继续下降，呼吸增快，意识改变，则应及早报告医师，给予呼吸机辅助呼吸，必要时行气管切开，同时保持呼吸道通畅，及时吸痰。

5. 管道护理

（1）胃管的护理

妥善固定，保持负压吸引；观察胃管的引流量、色、性质；保持胃管的通畅，常规每班 2 次检查胃管的通畅性，若发现胃管不通畅，可试冲胃管。

（2）腹腔引流管/胰周引流管的护理

妥善固定，定时挤压，保持引流通畅。观察引流液的量、色、性质，必要时配合医师做引流管的冲洗。

（3）肠内营养的护理

进行肠内营养阶段，做好肠内营养的护理，营养液滴注前后应用生理盐水或温开水冲洗，持续滴注时4小时冲洗1次，保持滴注通畅。滴注完成后冲管并用封口塞封住营养管末端，没有封口塞时则将营养管末端反折并用无菌纱布包扎，妥善固定于腹部皮肤上。

（4）导尿管的护理

妥善固定，保持引流通畅，每天2次会阴护理；记录尿量；置管后次日起做好导尿管的夹管锻炼，以了解患者膀胱感觉的恢复情况及保持膀胱功能；根据患者的病情需要、体质和膀胱功能恢复情况选择拔除导尿管的时间。

6. 用药护理

（1）遵医嘱给予镇痛药。

（2）观察镇痛药的效果，使用阿托品或山莨菪碱效果不佳时应及时通知医生，可加用哌替啶，必要时可重复给予解痉镇痛药，若疼痛持续存在，应考虑是否并发胰腺脓肿和假性囊肿形成；如疼痛剧烈，腹肌紧张、压痛、反跳痛明显，提示并发腹膜炎，应报告医生及时处理。

（3）遵医嘱正确输入广谱、脂溶性好、易透过胰腺的抗生素。

7. 发热护理

（1）监测患者体温的变化，注意热型及体温升高的程度。

（2）高热时可采取头部冷敷、酒精擦浴等物理降温方法，并观察降温效果。

（3）遵医嘱使用抗生素，严格执行无菌操作。

（4）病房注意定期进行空气消毒，减少探视人数。协助患者做好个人卫生。

8. 口腔护理

胰腺炎患者在禁食期间一般不能饮水，口渴者可含漱或湿润口唇，为了减轻因胃肠减压、安置鼻导管引起的不适及口腔干燥，每天可用消毒液状石蜡于胃肠减压管周围涂抹，定时清洗口腔，口唇干燥者可用液状石蜡润唇。

9. 心理护理

与患者建立互相信赖的护患关系，做好患者和家属的解释和安慰工作，稳定患者情绪，允许家属陪护以给予亲情支持。收集患者的相关信息，观察患者的情绪反应，了解患者对急性胰腺炎的恐惧程度，给予患者同情、理解和关心，积极地影响患者的心理活动。向患者和家属讲解有关急性胰腺炎的理论知识、手术和药物治疗大致过程，使其了解急性胰腺炎的预后，稳定情绪，主动配合治疗和护理。

10. 特殊治疗的护理

（1）抗生素使用的护理

应早期、联合、足量静脉给予抗生素，降低感染率和病死率。用药期间熟悉各类抗生素的半衰期和组织内的有效浓度，现配现用。严格无菌原则，注意配伍禁忌，防止发生药物反应。

（2）减少胰腺分泌的护理

给予禁食、胃肠减压、抑制胰腺分泌的药物。在此期间，要注意观察胃肠减压的颜色、性质、量，准确记录 24 小时的引流量，保持胃管通畅和有效负压。加强口腔护理，预防感染。同时注意观察腹痛、腹胀、恶心症状是否改变，发现不适，及时报告医师。

（3）灌肠前后的护理

每次灌肠前让患者排尽尿、便，以利于药物在肠腔内的保留，保留时间约 1 小时，灌肠液加热至 36~38℃，温度过高会刺激肠黏膜充血、水肿，加速药物排出，温度过低会使肠蠕动减弱，不利于药物的吸收。灌肠液距肛门约 30cm，速度 60~80 滴/分。

（4）血液滤过治疗的护理

建立和保护血管通路，采用股静脉双腔管建立血液通路，在进行血液滤过过程中，严格无菌操作，更换液体时，接口处用碘伏消毒并用无菌纱布包好。妥善固定好各种管道，保证各管道的通畅、密闭。在翻身及搬运患者时注意防止管路打折、受压、扭曲或脱出。

（5）防止体外循环凝血

凝血是最严重的并发症之一，治疗期间严密观察患者的牙龈、结膜及皮肤出血点的情况。及时给予肝素抗凝并根据凝血时间调整肝素用量。如疑有凝血现象（如滤器的中空纤维出现暗红色条纹）或跨膜压升高或静脉压升高，应及时更换滤器、管路。

（6）生命体征的监测

设专人护理，严密监测患者的血压、脉搏、心率、呼吸、意识状态、血氧饱和度。每小时监测中心静脉压、尿量等情况，记录24小时出入量，保证出入量平衡。

11. 急性呼吸窘迫综合征的护理

急性呼吸窘迫综合征是重症胰腺炎最突出的临床表现，患者会突然发生呼吸困难、过度换气、发绀、焦虑、大汗等症状，并且吸氧不能缓解，血氧饱和度进行性下降，应立刻通知医师，积极处理。

（1）注意观察患者呼吸频率、节律、深浅度及口唇、甲床的变化，根据病情给予动脉血气分析。

（2）保持呼吸道的通畅，及时清除呼吸道分泌物，并给予糜蛋白酶+生理盐水雾化吸入。协助患者翻身、拍背，指导患者有效咳嗽，必要时给予吸痰。

（3）常规使用抗生素预防感染，一般给予第三代头孢类或喹诺酮类，以血培养或腹腔液培养及药敏为主。

（4）如果出现难以纠正的低氧血症，可使用面罩高流量给氧，必要时给予呼吸机辅助呼吸，呼吸机应遵循"早上早下"原则，以减少呼吸机引起的并发症，根据病情监测血气分析，以调节呼吸参数。

12. 消化道出血的护理

（1）重症胰腺炎患者由于长期禁食、胃肠减压，引起机体应激性溃疡或胰源性门静脉高压，出现上、下消化道出血。主要表现突发腹痛、腹胀、心动过速、低血压，胃肠减压引出咖啡色液体等症状，严重时可出现呕血、便血。应立即通知医师，遵医嘱给予止血、抗酸、生长抑素静脉泵入等治疗。

（2）嘱患者卧床休息，保持情绪稳定。同时密切监测患者的血压、心率、呼吸及意识的改变。观察胃肠减压及粪便的色、质、量，必要时留取标本送检。

（3）如患者需要输血，要严格执行三查七对，输血时单独使用一条通路，严密观察，防止发生输血反应。

（4）预防和治疗消化道出血最重要的是积极有效地治疗重症胰腺炎，去除病因。

13. 胰性脑病的护理

（1）密切观察患者的意识、瞳孔、心率、血压、呼吸等变化。

（2）部分患者会出现烦躁不安、意识障碍或嗜睡、谵妄，继而发生昏迷，所以要早发现，早报告，早治疗，预防胰性脑病的发生。

（3）对于意识不清，烦躁不安的患者要加强安全护理，严防跌倒、坠床等意外发生。对使用呼吸机的患者，要给予四肢约束，防止患者躁动不安时拔出气管插管。

14. 肾衰竭的护理

（1）肾衰竭患者会出现少尿、无尿、电解质紊乱等症状。应严密监测患者的尿量、色及电解质、肾功能等各项指标，准确记录24小时出入量。观察患者使用利尿药后的利尿效果并记录。

（2）检查患者四肢及眼睑有无水肿，保持患者皮肤清洁、干燥，四肢给予悬空减压。

（3）使用药物前要考虑其对肾脏的损害作用。

（4）保持留置导尿管通畅，每天给予尿道口护理或会阴冲洗2次，防止尿路感染。如患者每小时尿量<30ml或24小时尿量<400ml，应及时报告医师，给予血液滤过或透析治疗。

15. 休克的护理

（1）注意观察患者有无烦躁不安，面色、皮肤苍白，口唇、甲床轻度发绀，心率加快，呼吸频率增加，出冷汗，脉搏细数，血压下降，脉压缩小，尿量减少等休克表现。

（2）应立即协助患者取休克卧位（头躯干抬高15°～20°，下肢抬高20°～30°），建立静脉通道，必要时建立2～3条静脉通道。合理安排输液顺序（先快后慢，先盐后糖，先晶后胶，见尿补钾），遵医嘱及时、正确给药。

（3）保持呼吸道通畅，及时吸痰、给氧，必要时给予人工呼吸、气管插管或气管切开。

（4）尽快消除休克原因：如止血、镇静、镇痛（有呼吸困难者禁用吗啡）、抗过敏、抗感染。

（5）严格交接班：交接班时对患者的基础疾病、诊治经过、药物准备情况、患者目前情况、特殊医嘱和注意事项等详细进行交接，每班要详细记录。

16. 治疗过程中出现其他情况的护理

（1）胰瘘

当从腹壁渗出或引流出无色透明或胆汁样液体时应疑为胰瘘，应密切观察引流液的色泽和性质，动态监测引流液的胰酶值。注意保持负压引流通畅和引流管周围皮肤干燥、清洁。涂以氧化锌软膏，防止胰液对皮肤的浸润和腐蚀。

（2）肠瘘

当腹部出现明显的腹膜刺激，且引流出粪汁样或输入的肠内营养样液体时，应考虑肠瘘。要保持局部引流通畅；保持水、电解质平衡；加强营养支持治疗。

（3）胰腺假性囊肿

观察，必要时手术，术后按开腹引流术后护理。

（4）胰腺脓肿

手术行外引流，术后按开腹引流术后护理。

（5）DIC

评估皮肤黏膜出血点，凝血功能，使用肝素。

【健康教育】

（1）鼓励患者每日进行可耐受的活动，以不出现心悸、气短、乏力等症状为宜。

（2）积极治疗胆管结石，消除诱发胰腺炎的因素。告知患者饮酒与胰腺炎的关系，强调戒酒的重要性。

（3）宣教低脂饮食，高热量、高蛋白、富含维生素易消化饮食的意义，少量多餐。

（4）指导患者遵医嘱服药及服药须知，如药名、作用、剂量、途径、不良反应及注意事项。

（5）指导疼痛评估法，放松疗法及正确使用镇痛药物。放置各种导管的目的、注意事项和引起的不适。

（6）指导并发糖尿病患者进行饮食控制，宣教糖尿病饮食和相关注意事项。

（7）保持良好的精神状态，避免情绪激动。

（8）帮助患者及家属正确认识胰腺炎易复发的特性，强调预防复发的重要性。注意腹部体征，若出现左上腹剧烈疼痛应及时就诊。

第二节　慢性胰腺炎

慢性胰腺炎（CP）是指胰腺实质持续性炎症，导致腺体广泛纤维化、腺泡和胰岛细胞萎缩，使胰腺的内分泌、外分泌功能受损，且常有钙化及假性囊肿形成。典型症状为反复腹痛、消化不良、腹泻、消瘦等，晚期可出现胰腺囊肿、糖尿病或黄疸。因缺乏简便而特异的诊断方法，故诊断困难，常被误诊。

慢性胰腺炎与急性胰腺炎相似，国外以酒精中毒为主，国内以胆管疾病，尤其胆结石为主。其他少见者为营养不良、腹部外伤、高钙血症、代谢异常、自身免疫异常、血管病变、血色病、肝病、遗传性因素等。少数患者确无病因可寻，称特发性慢性胰腺炎。

【临床表现】

（1）腹痛

最突出的症状，初为间歇性，后转为持续性腹痛，性质可为隐痛、钝痛、钻痛甚至剧痛，多位于中上腹可偏左或偏右，可放射至后背、两肋部。患者取坐位、膝屈位时疼痛可有所缓解；躺下或进食时疼痛加剧。

（2）胰腺功能不全的表现

1）胰腺外分泌功能不足：胰消化酶减少，患者出现消化不良、腹泻、脂肪泻和粪氮质增加，表现为消瘦、无力、营养不良。

2）胰腺内分泌功能不足：主要表现为糖尿病。其中 10%～20% 的患者有显著的糖尿病症状，约 50% 有隐性糖尿病。

（3）体征

多数仅有轻度压痛。当并发假性囊肿时，腹部可扪及表面光整的包块。当胰头肿大压迫胆总管，可出现黄疸。少数患者可出现腹腔积液和胸腔积液、消化性溃疡和上消化道出血、多发性脂肪坏死、血栓性静脉炎或静脉血栓形成及精神症状。

【辅助检查】

1. 胰腺外分泌功能试验

（1）促胰液素试验、促胰液素-CCK 试验

促胰液素可刺激胰腺腺泡分泌胰液和碳酸氢盐。促胰液素静脉滴注或注射后，插管收集十二指肠内容物，测定胰液分泌量及碳酸氢钠的浓度，以估计胰腺外分泌功能。

（2）Lundh 标准餐试验

用标准配方的 Lundh 试餐代替外源性胃肠激素，生理性刺激胰腺分泌。通过测定十二指肠液中的胰蛋白酶浓度，判断胰腺的外分泌功能，<6U/L 为异常。

（3）BT-PABA 试验

如胰腺功能障碍，分泌糜蛋白酶量减少，BT-PABA 不能被充分裂解，尿中 PABA 排泄量就减少，故测定尿中 PABA 含量可间接反映胰腺外分泌功能状态。口服 BT-PABA 500mg 后收集 6 小时内的全部尿液，胰腺外分泌功能减退时尿中 PABA 排泄量明显减少。

2. 胰腺内分泌功能试验

（1）血糖和血浆胰岛素测定

可有空腹血糖升高，糖耐量试验异常，血浆胰岛素水平降低。

（2）血浆胰多肽测定

患者空腹及餐后血浆胰多肽均明显下降。

（3）血清 CCK 测定

正常者空腹为 60pg/ml，慢性胰腺炎患者可达 8000pg/ml。

3. 影像学检查

(1) X 线腹部平片

典型者可见位于第 1~3 腰椎左侧的胰腺区有钙化斑点或结石，是诊断慢性胰腺炎的重要依据。

(2) B 超检查

胰纤维化时胰腺回声增强，胰管有不规则扩张及管壁回声增强；有结石及钙化时可见光团及声影；有囊肿时可见液性暗区等。

(3) 超声内镜

诊断价值优于腹部超声，可显示胰实质回声增强、主胰管狭窄或不规则扩张及分支胰管扩张、胰管结石、假性囊肿等。

(4) 逆行胰胆管造影（ERCP）

对慢性胰腺炎的诊断有重要价值。可显示胰管不规则扩张、狭窄或扭曲变形，主胰管部分或完全阻塞，含有结石、蛋白栓子。

(5) 磁共振胰胆管造影（MRCP）

具有无创、无需造影剂等特点。胰管扩张是慢性胰腺炎的影像学特征之一，MRCP 能显示胰管不同程度的扩张、胰管内结石和胰腺假性囊肿。

(6) 选择性腹腔动脉造影

可见胰腺血管壁不整，并呈串珠状，同时有血管增生、不规则浓染以及脾静脉与门静脉狭窄、闭塞等征象，主要适用于慢性胰腺炎与胰腺癌的鉴别。

【诊断标准】

主要诊断依据：①典型的临床表现（反复发作上腹痛或急性胰腺炎等）；②影像学检查提示胰腺钙化、胰管结石、胰管狭窄或扩张等；③病理学特征性改变；④胰腺外分泌功能不全表现。

②或③可确诊；①+④可拟诊。

【治疗原则】

(1) 一般治疗

包括去除病因、饮食及营养支持。需绝对戒酒，避免暴饮暴食，少量多餐，严格限制脂肪摄入。慎用某些可能与发病有关的药物，如柳氮磺氨吡啶、雌激素、糖皮质激素、吲哚美辛、氢氯噻嗪等。

（2）胰腺外分泌功能不全的治疗

主要采用胰酶制剂替代治疗。应选择含高活性脂肪酶、不含胆盐的肠溶胰酶制剂。目前常用的有复合消化酶、胰酶、pancreatin。疗效不佳时可加抑酸药物。

（3）胰腺内分泌功能不全的治疗

糖尿病的患者首先应控制饮食，结合胰腺外分泌功能不全的情况制订综合的饮食方案，还应配合胰酶制剂加强脂肪和蛋白质的吸收。

（4）胰性疼痛的治疗

1）一般治疗：避免不良刺激因素，如饮酒、暴饮暴食、高脂饮食等。

2）镇痛药物：非甾体抗炎药物、抗胆碱能药物解痉等镇痛治疗。尽量少用麻醉镇静剂。

3）胰酶制剂：可通过降低胰腺内压力缓解疼痛。

4）抑酸剂：如质子泵抑制剂。

5）顽固性疼痛：可选内镜引导下的腹腔神经阻滞术或 CT 引导下的腹腔神经阻滞术。

（5）内镜下治疗

1）胰管括约肌切开术：适用于胰管开口良性狭窄或行胰管取石、扩张治疗。

2）胆管结石取出术：根据结石特点选用网篮取石、气囊取石、子母镜加液电碎石等。

3）主胰管内镜引流术及支架植入术：适用于近胰腺开口处的狭窄、胰管结石取石前或取石困难、与胰管相通的假性囊肿引流。

（6）手术治疗

手术目的是缓解疼痛、处理并发症、明确诊断、延缓胰腺炎症进展和保护内、外分泌功能。急诊手术的适应证为 CP 并发症引起的感染、出血、囊肿破裂等。择期手术的适应证：①内科和介入治疗无效者；②压迫邻近脏器导致胆管、十二指肠梗阻，内镜治疗无效者，以及左侧门脉高压伴出血者；③假性囊肿、胰瘘或胰源性腹腔积液，内科和介入治疗无效者；④不能排除恶变者。

【护理评估】

（1）健康史

采集病史，了解是否有胰腺炎病史，评估病因，如暴饮暴食、酗酒、胆管疾病病史。

（2）身体状况

了解生命体征情况。

（3）心理-社会状况

了解患者与家属心理情况与需求，了解患者的心理压力与应激表现，以利于对其提供适当心理社会支持。

【护理诊断】

（1）疼痛

与胰酶对胰腺的消化有关。

（2）有体液不足的危险

与大量腹腔胰性渗出液和多处引流胃肠减压有关。

（3）潜在并发症

休克、感染、多器官功能障碍。

（4）营养失调：低于机体需要量

与长期禁食有关。

（5）排泄型态的改变

与慢性胰腺炎脂肪泻有关。

【护理措施】

（1）一般护理

保持环境整洁、安静、空气流通及适宜的温、湿度。协助患者取弯腰、屈膝侧卧位。

（2）饮食护理

避免刺激性强、产气高、高脂肪和高蛋白食物，严格禁酒。

（3）病情观察

观察腹痛的部位、性质、程度及伴随症状。观察呕吐物的量及性质。监测白细胞计数、血尿淀粉酶值、电解质与血气的变化。

（4）疼痛护理

合理应用镇痛药；禁食、胃肠减压；遵医嘱给予抗胰酶药、解痉药或镇痛药；协助患者变换体位，使其膝弯曲，靠近胸部以缓解疼痛；按摩背部以增加舒适感。

（5）心理护理

经常巡视，了解患者的需要。解释引起疼痛的原因、治疗方法和预后，以消除疑虑。指导减轻疼痛的方法。说明禁食、禁水的重要性，取得患者的配合。帮助患者及家属正确认识胰腺炎，强调预防复发的重要性。避免过度疲劳和情绪激动，保持良好的精神状态。指导患者遵医嘱服药。

（6）血糖升高的护理

因胰腺内分泌功能不足致糖尿病的患者，应遵医嘱服用降糖药物；因胰腺全切，则需终身注射胰岛素。要定时监测血糖和尿糖。要严格控制主食的摄入量，不食或少食含糖量较高的水果，多进食蔬菜；注意适度锻炼等。

【健康教育】

（1）疾病知识指导

慢性胰腺炎的病因与急性胰腺炎相似。慢性酒精中毒可引起。长期酗酒引起慢性胰腺炎的时间需要经过 8～10 年。酒精刺激促胃液素分泌，引起胃酸分泌增多，致使肠道的促胰液素和 CCK-P2 分泌增多，进而引起胰液和胰腺蛋白酶分泌亢进；酒精可引起胰腺蛋白酶分泌多于胰液的分泌，高浓度的胰腺蛋白酶能破坏胰管上皮细胞，引起胰液的蛋白质和钙浓度增高，二者结合形成蛋白质性栓子，引起胰管阻塞，腺泡组织增生和纤维化；酒精对胰腺泡细胞的直接毒性作用。

（2）心理指导

由于病程长，病情反复，患者常会产生焦虑、悲观、消极情绪。护士应为患者提供安全舒适的环境，了解患者的感受，耐心解答患者的问题，讲解有关疾病治疗和康复的知识，配合患者家属，帮助患者树立战胜疾病的信心。

（3）饮食指导

急性发作期禁食。病情缓解后可给予高糖、低脂、少渣半流质饮食。

1）限制脂肪量，病情好转可递增至 40～50g/d。

2）每天供给蛋白质 50～70g。注意选用含脂肪少、高生物价蛋白食物。

3）因所需能量由糖类补充为主，每天供给可>300g。

4）慢性胰腺炎多伴有胆管病或胰腺动脉硬化，胆固醇供给量应<300mg/d。

5）维生素应供给充足，多进食富含 B 族维生素、维生素 A、维生素 C 的食物。特别是维生素 C 每天供给应>300mg。

6）食物选择原则是富于营养、易于消化、少刺激性。宜食高蛋白、高糖、低脂饮食。

7）少食多餐，每天以 4~5 餐为宜。烹调加工应使菜肴清淡、细碎、柔软，不用烹调油，可采取蒸、煮、烩、熬、烧、炖等方法。

8）选择谷类及豆制品；选择猪瘦肉、牛瘦肉、猪肝、鸡肉、虾、鱼、鸡蛋清、脱脂奶；蔬菜选择土豆、菠菜、胡萝卜、豇豆、莴苣、茼蒿、苦菜等；水果选择各种果汁；其他，如蔗糖、红糖、蜂蜜等。

9）指导患者戒烟酒，限制茶、咖啡、辛辣食物。当患者无不适后再缓慢增加进食量，糖尿病患者应按糖尿病饮食进餐。

（4）出院指导

1）向患者及家属介绍疾病的主要诱发因素和疾病的过程。

2）教育患者积极治疗胆管疾病，注意防治胆管蛔虫。

3）指导患者及家属掌握饮食卫生知识，患者平时应养成富营养、食勿饱的规律进食习惯。

4）慢性胰腺炎易脂泻（稍吃油荤即腹泻），且患病期常期难以根治，故患者易出现营养不良，应食富含营养的食物，如鱼、瘦肉、蛋白、豆腐等。

5）米、面等糖类以及新鲜蔬菜宜适当多食，但不能过饱，以七八分饱即可（若合并糖尿病则应适当控制糖类的摄入）。

6）宜少食煎炒，多食蒸炖，以利消化吸收。盐也不宜多，以淡食为好。蔬菜可多食菠菜、青花菜和花椰菜，萝卜须煮熟吃，将纤维煮软，防止增加腹泻。水果可选桃子、香蕉等没有酸味的水果。不宜食易产气使腹胀的食物不宜吃，如炒黄豆、蚕豆、豌豆、红薯等。调味品不宜太酸、太辣，因其能增加胃液分泌，加重胰腺负担。应避免刺激强、高脂肪和高蛋白食物。

7）避免情绪激动，保持良好的精神状态。戒除烟、酒，防止复发。不适应及时随诊。

第三节　胰　腺　癌

胰腺癌系胰腺外分泌腺的恶性肿瘤，临床主要表现为腹痛、消瘦、黄疸等，大多数患者在确诊后已无法手术切除，在半年左右死亡，5 年存活率<5%。其病情发展快，预后很差。发病多在中年以后，男性比女性多见。

胰腺癌的病因至今未明，可能与之相关的因素有长期大量吸烟，长期饮酒，高胆固醇饮食，长期接触 N-亚硝基甲胺、烃化物等化学物质，慢性胰腺炎、糖尿病等。

胰腺癌以胰头部多见，占 60%～70%，胰体癌占 20%，胰尾癌占 5%，少数患者癌弥散于整个胰体而难以确定部位。胰腺癌多起源于导管上皮（81.6%），少数生于腺泡（13.4%），余者不能肯定来源（5%）。胰腺因被膜薄，淋巴和血运丰富易发生转移，除局部淋巴结的转移外，胰头癌早期转移至肝，胰腺体尾癌易转移至腹膜。

【临床表现】

胰腺癌起病隐匿，早期无特殊表现，可诉上腹不适、轻度腹泻、食欲减退、乏力等，数月后出现明显症状时，病程多已进入晚期。其主要临床表现有腹痛、黄疸、腹泻、体重减轻及转移灶症状。整个病程短、病情发展快、迅速恶化。

1. 症状

（1）体重减轻

90%的患者有迅速而明显的体重减轻，晚期常呈恶病质状态。

（2）腹痛

胰腺癌患者中，2/3～3/4 的胰头癌有腹痛，胰体尾癌约 80%有腹痛，疼痛常于上腹部，按肿瘤部位的不同可偏左或偏右，开始为隐痛，多伴胀满不适，有时呈持续性且逐渐加重，常牵涉至背部。典型的胰腺疼痛是平卧时腹痛加重，尤以夜晚更甚，常致患者起身走动彻夜难眠，采下蹲、前倾弯腰或侧卧蜷足位可缓解或减轻腹痛，晚期持续剧烈腹痛，常需麻醉药且致药物依赖。

（3）黄疸

黄疸是胰腺癌，尤其是胰头癌的重要症状，黄疸属梗阻性，常伴尿深黄及陶土色粪便，且呈进行性，黄疸虽有时会轻微波动，但不会完全消失，胰体尾癌常在波及胰头时才出现黄疸，而胰腺癌晚期出现黄疸有时可能是肝转移所致。胰头癌若使胆总管下段梗阻而出现无痛性的胆囊肿大，呈 Courvoisier 征，对胰头癌具有重要诊断意义。

（4）其他症状

胰腺癌有不同程度的各种消化道症状，如恶心、呕吐、腹胀、腹泻、上消化道出血、低热。部分患者有精神抑郁、焦虑、个性改变等精神症状，有时可出现胰源性糖尿病或使原有糖尿病加重、血栓性静脉炎的表现。

2. 体征

早期一般无明显体征，典型胰腺癌可见消瘦、上腹压痛和黄疸。出现黄疸时，常因胆汁淤积而有肝大，可扪及囊状、无压痛、表面光滑并可推移的肿大胆囊，称 Courvoisier 征，是诊断胰腺癌的重要体征。部分胰体尾癌压迫脾动脉或主动脉时，可在左上腹或脐周听到血管杂音。晚期患者可有腹腔积液，少数患者可有锁骨上淋巴结增大等。

【辅助检查】

（1）实验室检查

胰腺癌患者的血、尿淀粉酶升高多因胰腺癌早期胰管堵塞，导致继发性胰腺炎或伴慢性胰腺炎。血液检查可能显示阻塞性黄疸及功能受损情况，血清胆红素升高且以直接胆红素为主。碱性磷酸酶（AKP）、血清 γ-谷氨酰转移酶（γ-GT）、LDH、亮氨酸氨基肽酶（LAP）和5'-核苷酸酶等均可增高。部分患者血清脂肪酶和淀粉酶升高。

（2）胰腺癌相关抗原（PCAA）和胰腺特异性抗原检测

胰腺癌肿前者的阳性率约53%，但慢性胰腺炎和胆石症也有 1/3 ~ 1/2 的阳性率。Ⅰ期胰腺癌时后者阳性率高达60%，且良性胰腺疾患和胆系疾病者阳性率较低。2 种抗原可以联合检测。

（3）胰腺胚胎抗原（POA）检测

在胰腺癌患者中，POA 增高者达73%，但其特异性不高，胃癌和结肠癌的阳性率分别为 50%、40%。肿瘤切除后 POA 明显下降，术后 1~2 个月降至正常，复发时 POA 上升。

（4）糖抗原 CA19-9 检测

此抗原是一种与消化道癌相关的抗原。抗原决定簇为含唾液酸的神经节苷脂，已获得单抗。在胰腺癌、结肠癌、胃癌和胆管癌的阳性率分别为 86.2%、33.7%、28.5% 和 73.5%。CA19-9 血清值与胰腺癌的部位、主胰管扩张、有无转移及病期无明显关系，但在肿瘤切除后下降。

（5）采用 ELISA 法测定血清癌胚抗原（CEA）、糖抗原 CA50

CEA 在胰腺癌中的敏感性、特异性和难确性分别为 36.4%、94.7% 和 54%；CA50 的上述值分训为 74.6%、82.2% 和 76.7%。另外，观察 CEA 的动态变化，有助于评估胰腺癌的预后。

（6）钡餐检查

近 50% 的胰腺癌有异常表现，尤其是行低张十二指肠造影较满意。胰头癌时可发现十二指肠曲增宽或十二指肠降段内侧呈反"3"形征象；十二指肠壁僵硬、黏膜破坏或肠腔狭窄，或胃、十二指肠、横结肠受压而移位等。

（7）B 型超声显像

胰腺癌的 B 型超声显像可显示胰腺肿大、形态不规则，或胰腺内出现肿块，诊断率达 80% 左右，但对 2cm 以下的肿瘤诊断不理想。

（8）X 线钡餐造影

间接反映肿瘤的位置、大小及胃肠受压情况。

（9）内镜超声检查

胰腺癌患者超声胃镜可见胃后壁外方有局限性低回声的实质性肿块，其边缘粗糙。典型者边缘呈火焰状。若病变浸润周围大血管可见血管边缘粗糙或被肿瘤压迫等现象，能对手术切除的可能性做出一定的判断。胰腺癌检出率近乎 100%，且可在超声内镜下穿刺，行组织学或细胞学检查。

（10）逆行胰胆管造影（ERCP）

对胰腺癌的诊断率较高，优点是能在直视下观察壶腹的情况、有无肿瘤或能观察胰头病变有无浸润，以及十二指肠乳头区、胰管及胆管形态的变化，还可以取活检行病理检查或收集胰液做细胞学检查。

（11）磁共振胰胆管造影（MRCP）

具有无创、无需造影剂等特点，显示胰管和胆总管病变的效果同 ERCP。

（12）细针穿刺胰腺活检

细针穿刺胰腺活检（FNA）是指在 B 超或 CT 引导下吸取组织标本并行细胞学检查，其对胰腺癌的诊断准确率达 80%。

（13）CT 检查

CT 扫描可以显示胰腺肿块的正确位置、大小及其与周围血管的关系，增强扫描优于平扫。

（14）MRI 检查

诊断价值同 CT，对于小胰癌及有无胰周扩散和血管侵犯的效果优于 CT 扫描。

（15）PET 检查

利用肿瘤细胞内的 ^{18}F-FDG 聚集高于正常组织帮助诊断。

（16）选择性动脉造影

经腹腔动脉行肠系膜上动脉、肝动脉、脾动脉选择性动脉造影，对显示胰体尾癌的效果可能比 CT 更有效。

（17）组织病理学和细胞学检查

在 B 超、CT 定位及引导下穿刺或剖腹探查中做细胞学或活体组织检查，可提高确诊率。

【诊断标准】

根据临床表现及明确的胰腺癌影像学证据，晚期胰腺癌诊断不难。因早期诊断困难，故重视胰腺癌高危人群的随访，有针对性地进行筛查和监测，有望提高早期胰腺癌的诊断率。

诊断标准：①年龄>40 岁，近期出现餐后上腹不适，伴轻泻；②有胰腺癌家族史者；③慢性胰腺炎，特别是慢性家族性胰腺炎；④患有家族性腺瘤息肉病者；⑤胰腺导管内乳头状黏液亦属癌前病变；⑥大量吸烟、饮酒，以及长期接触有害化学物质；⑦不能解释的糖尿病或糖尿病突然加重；⑧不明原因消瘦，体重减轻>10%。

【治疗原则】

（1）手术治疗

胰腺癌患者可行胰、十二指肠切除术或扩大根治术，但由于确诊者已多属晚期胰腺癌，其手术切除率仅为 10%～20%。对无法根治者，仅可行姑息性手术以缓解症状。

（2）化疗

目前尚无有效的单个化疗药物或联合的化疗方案可延长胰腺癌患者的生命或改善生活质量。胰腺癌常用化疗方法有 2 种：①静脉化疗：常用的药物有吉西他滨、氟尿嘧啶、顺铂、泰素帝、草酸铂、阿瓦斯汀、卡培他滨等。其中吉西他滨主要作用于 DNA 合成期的肿瘤细胞，而成为胰腺癌化疗的最常用药物；②区域性动脉灌注化学疗法（介入化疗）：总体疗效优于静脉化疗。

（3）放疗

胰腺癌放疗的疗效不及化疗，对于化疗效果不佳者可作为次要选择，或联合应用，有助于改善患者生活质量，减轻癌性疼痛，延长患者生命。放疗的方法主要有 γ 刀和 ^{125}I 粒子短程放疗。

（4）内镜治疗

作为姑息治疗解决胰腺癌患者的胆总管梗阻状态。可通过 ERCP 或 PTCD 在胆总管内放置支架，内引流解除黄疸；若不能置入支架，可行 PTCD 外引流减轻黄疸。

（5）对症治疗

胰腺癌患者可根据疼痛程度，采用世界卫生组织推荐的镇痛三阶梯治疗方案：轻度疼痛使用非甾体类抗炎药，如吲哚美辛控释片；中度疼痛可用弱阿片类药物，如曲马多缓释片；重度疼痛则应使用口服药物，如磷酸吗啡（美施康定），剂量可逐渐增加；注射剂可选用哌替啶、吗啡等。晚期胰腺癌患者腹痛十分顽固，可采用 50%酒精行腹腔神经丛注射或椎管内注射吗啡等镇痛。

胰酶制剂可改善消化不良、减轻脂肪泻；对阻塞性黄疸患者应补充维生素 K；胰岛素治疗并发的糖尿病；肠内及静脉营养维持晚期胰腺癌及术后患者的能量需求。

【护理评估】

（1）健康史

评估患者年龄、职业，有无吸烟、饮酒、饮咖啡史，是否长期进食高脂饮食，是否有糖尿病、胰腺炎病史，心理、自理能力等。

（2）身体状况

①消化系统症状：恶心、呕吐、腹痛、腹胀、腹泻、黄疸等情况；

②全身情况：生命体征、神志、精神状态，有无发热、乏力、消瘦、腹腔积液等情况以及尿便颜色。

【护理诊断】

（1）疼痛

与疾病过程有关。

（2）营养失调：低于机体需要量

与饮食减少或恶心、呕吐、吸收不良及肿瘤消耗有关。

（3）体液过多

与肝功能减退、门静脉高压有关。

（4）有感染的危险

与机体抵抗力降低有关。

（5）皮肤完整性受损的危险

与长期卧床、皮肤水肿有关。

（6）便秘

与长期卧床活动减少有关。

（7）自理能力受限

与身体虚弱及卧床休息，活动减少有关。

（8）活动无耐力

与身体虚弱有关。

（9）有受伤的危险

与患者神智淡漠、身体虚弱有关。

（10）知识缺乏

缺乏疾病相关知识。

（11）预感性悲哀

与病情重、疾病发展有关。

（12）潜在并发症

多脏器功能障碍，消化道出血，肝性脑病，静脉血栓。

【护理措施】

（1）营养支持

1）了解胰腺癌患者喜欢的饮食和饮食习惯，制订合理食谱，注意脂肪和蛋白质的比例，要以糖类为主，脂肪和蛋白质的量要适宜，要食用宜消化的蛋白质，如瘦肉、鸡蛋和鱼，要采用合理的烹调方法，如煮、炖、熬、蒸等，不用油煎、炸等，防止胰腺过度的分泌胰液。必要时给予肠外营养，黄疸时静脉补充维生素 K。

2）按医嘱输注人血白蛋白、氨基酸、新鲜红细胞、血小板等，纠正低蛋白血症、贫血、凝血机制障碍等。

3）观察进食后消化情况，根据医嘱给予助消化药物，记录出入量，观察腹腔积液变化。

（2）功能监测

监测肝功能、电解质、凝血四项等。

（3）腹痛护理

尊重并接受患者对疼痛的反应，建立良好的护患关系，不能以自己的体验来评判患者的感受。介绍减轻疼痛的措施，有助于减轻患者焦虑、恐惧等负性情绪。通过看报、听音乐、与家人交谈、深呼吸、放松按摩等方法分散患者对疼痛的注意力，以减轻疼痛。尽可能地满足患者对舒适的需要，如帮助变换体位、减少压迫；做好各项清洁卫生护理；保持室内环境舒适等。剧烈疼痛时遵医嘱给予有效的镇静、镇痛药物，注意观察药物的不良反应。

（4）心理护理

护理人员理解患者否认、悲哀、畏惧、愤怒的不良情绪，多与其沟通，满足其精神需要；针对性的讲解与疾病和手术相关的知识；帮助患者和家属进行心理调节，使之树立战胜疾病的信心。

（5）皮肤护理

黄疸时皮肤易瘙痒，避免抓搔，指甲不要过长，以免皮肤破损，造成感染；瘙痒部位尽量不用肥皂等清洁剂清洁。应注意体位的调整，预防压疮的发生，每日用温水擦浴 1~2 次，擦浴后涂止痒药。

（6）血糖的鉴别

定期监测血糖，如有高血糖，及时调节胰岛素的用量，使血糖维持在稳定的水平。使用胰岛素过程中应严密监测血糖变化，防止低血糖。

（7）放化疗的护理

部分化疗药物外漏可致局部组织坏死或静脉炎，输注时要注意观察输液部位，出现肿胀或疼痛应立即停止化疗，局部使用如意金黄散外敷或理疗，必要时行大静脉置管以保护外周血管。化疗后患者可出现食欲下降、恶心、呕吐等消化道症状，可适当使用镇吐药及帮助消化的药物。密切观察患者外周血象，如果出现骨髓抑制，应及时使用升白细胞药物。注意有无皮肤淤斑、牙龈出血、血尿、血便等全身出血倾向。预防感染，除做好病房、被褥消毒外，还要做好口腔黏膜、皮肤、会阴部的清洁、消毒；指导患者注意休息，减少探访，避免交叉感染。嘱患者不抠鼻，防止鼻腔出血；用软毛牙刷刷牙，防止牙龈出血。合理饮食，鼓励患者摄入高蛋白质、低脂肪、易消化的清淡饮食，多饮水，多食水果，少食多餐。监测体温，预防和控制感染，严格执行无菌操作，注意保暖，做好保护性隔离，预防交叉感染。

【健康教育】

（1）应尽可能保持日常生活的规律性，定时起床、进食及活动，避免消极悲观，适当增加户外活动。

（2）安定情绪，遇事应冷静思考，切忌急躁或暴怒。

（3）饮食要满足患者的口味，选择易消化、富营养、少刺激性、低脂肪的饮食，多食新鲜水果和蔬菜。避免暴饮、暴食、饮酒和进食脂肪、辛辣刺激的饮食。

（4）康复期可采用中医中药治疗，将消瘤与补气养血相结合，以起到标本兼治之功，并与其他疗法配合应用，增加治疗疗效。

（5）定期复查 B 超或 CT，了解局部有无复发和转移病灶。同时定期检查血常规、生化和便潜血试验。

（6）放疗患者注意避免强紫外线照射，注意放疗部位皮肤的清洁护理。

第八章　消化道出血疾病的护理

第一节　上消化道出血

消化道以屈氏韧带为界，分为上消化道和下消化道。上消化道出血（WGH）是指屈氏韧带以上的消化道，包括食管、胃、十二指肠、胰、胆管病变引起的出血，以及胃空肠吻合术后的空肠病变出血。

上消化道大量出血指在数小时内失血量>1000ml 或超过循环血容量的 20%，主要临床表现为呕血和（或）黑便，并伴有血容量减少而引起的急性周围循环衰竭，严重者可导致失血性休克而危及患者生命。本病为常见的临床急症，在老年人、有生命器官严重疾患的患者中病死率极高。及早识别出血征象、密切观察周围循环状况的变化、及时准确的抢救治疗和细致周到的临床护理是抢救患者生命的关键，临床应予高度重视。

上消化道出血的病因很多，其中常见的有消化性溃疡、食管-胃底静脉曲张破裂、急性糜烂出血性胃炎、胃癌等。消化性溃疡引起的上消化道出血占 50%。

【临床表现】

上消化道大量出血的临床表现取决于出血病变的性质、部位、出血量与速度，并与患者出血前的全身状况，如有无贫血及心、肾、肝功能有关。

（1）呕血与黑便

是上消化道出血的特征性表现。上消化道大量出血之后均有黑便，但不一定有呕血。出血部位在幽门以上者常有呕血和黑便，在幽门以下者可仅表现为黑便。但出血量少、速度慢的幽门以上部位病变者亦可仅见黑便，而出血量大、速度快的幽门以下部位病变者可因血液反流入胃腔，引起恶心、呕吐而出现呕血。

呕血和黑便的颜色、性质与出血量、速度有关。呕血为鲜红色或血块时提示出血量大且速度快，血液在胃腔内停留时间短，未经胃酸充分混合即呕出；如呕血为棕褐色咖啡渣样，则提示血液在胃内停留时间长，经胃酸作用形成正铁血红素所致。柏油样黑便，黏稠发亮，是血红蛋白中铁与肠内硫化物作用形成硫化铁所致；当出血量大且速度快时，血液在肠内推进快，粪便可为暗红色甚至鲜红色，需与下消化道出血相鉴别。

（2）失血性周围循环衰竭

上消化道大量出血时，由于循环血量迅速减少，静脉回心血相应不足、心脏排血量降低，发生急性周围循环衰竭，其轻重程度因出血量大小、失血速度快慢而异。患者可出现头晕、乏力、心悸、晕厥、出汗、口渴等一系列缺血的表现。

出血性休克早期体征有脉搏细数、脉压变小，血压因机体代偿作用可表现为正常甚至一时偏高，此时应特别注意血压变化，并及时予以抢救，避免血压将急剧下降。

呈现休克状态时，患者表现为呼吸急促、口唇发绀、面色苍白、皮肤湿冷、呈灰白色或紫灰花斑，压后褪色经久不能恢复，体表静脉塌陷；患者烦躁不安、精神萎靡，严重者反应迟钝、意识模糊；收缩压下降至 80mmHg 以下、脉压<25~30mmHg、心率增快>120 次/分。休克时尿量减少，若补足血容量后患者仍然少尿或无尿，应考虑并发急性肾功能衰竭。

老年人因器官储备功能低下，且常有冠心病、原发性高血压、慢性阻塞性肺部疾病、脑动脉硬化等老年基础病变，即使出血量不大也可发生多器官功能障碍，增加病死率。

（3）发热

上消化道大量出血后，多数患者可在 24 小时内出现发热，体温一般不超过 38.5℃，持续 3~5 天体温降至正常。发热机制尚不清楚，可能与循环血容量减少、急性周围循环衰竭导致体温调节中枢的功能障碍有关。失血性贫血亦为影响因素之一。临床上分析引起发热的原因时，要注意寻找有无并发肺炎或其他感染等因素。

（4）氮质血症

可分为肠源性、肾前性和肾性氮质血症。

上消化道大量出血后，由于大量血液蛋白质消化产物在肠道中被吸收，引起血中尿素氮浓度可暂时增高，称肠源性氮质血症。血中尿素氮多在一次出血后数小时开始上升，24~48小时达到高峰，一般不超过14.3mmol/L，3~4天后恢复正常。如患者血容量已基本纠正、血尿素氮持续增高超过3~4天不降，且出血前肾功能正常，则提示有上消化道继续出血或再次出血。

上消化道大量出血导致周围循环衰竭，使肾血流量和肾小球滤过率减少，为氮质血症的肾前性因素。

如无活动性出血的证据，血容量已基本补足而尿量仍少，血尿素氮不能降至正常，则应考虑是否因严重而持久的休克造成急性肾功能衰竭，或失血加重了原有肾病的肾损害而发生肾功能衰竭。

（5）贫血和血象变化

上消化道大量出血后均有失血性贫血。出血早期血红蛋白浓度、红细胞计数与血细胞比容的变化可不明显。在出血3~4小时后，因组织液渗入血管内使血液稀释，才出现贫血，出血后24~72小时血液稀释到最大限度。贫血程度取决于出血量、出血前有无贫血、出血后液体平衡状态等因素。出血24小时内网织红细胞即见增高，至出血后4~7天可高达5%~15%，出血停止以后逐渐降至正常。如出血未止，网织红细胞则可持续升高。白细胞计数在出血后2~5小时增多，可达（10~20）×10⁹/L，出血停止后2~3天恢复正常。但肝硬化患者，若同时伴脾功能亢进则白细胞计数可不增加。

【辅助检查】

（1）实验室检查

测定红细胞、白细胞和血小板计数，血红蛋白浓度、血细胞比容、肝功能、肾功能、便潜血等，有助于估计失血量及动态观察有无活动性出血，判断治疗效果及协助病因诊断。

（2）内镜检查

是上消化道出血定位、定性诊断的首选检查方法。出血后24~48小时内行急诊内镜检查，可以直接观察病灶的情况，有无活动性出血或评估再出血的危险性，明确出血的病因，同时对出血灶进行止血治疗。在急诊胃镜检查前应先补充血容量、纠正休克、改善贫血，在患者生命体征平稳后进行，并尽量在出血的间歇期进行。胶囊内镜对排除小肠病变引起的出血有特殊价值。

(3) X 线钡餐造影检查	(4) 其他检查
对明确病因亦有价值。主要适用于不宜或不愿进行内镜检查者；或胃镜检查未能发现出血原因，需排除十二指肠降段以下的小肠段有无出血病灶者。一般主张在出血停止且病情基本稳定数日后进行检查。	放射性核素扫描或选择性动脉造影，如腹腔动脉、肠系膜上动脉造影帮助确定出血部位，适用于内镜及 X 线钡餐造影未能确诊而又反复出血者。

【治疗原则】

上消化道大量出血病情急、变化快，严重者危及生命，应积极采取措施进行抢救。

1. 积极补充血容量

立即配血，同时尽快建立有效的静脉通道，输入平衡液或葡萄糖盐水、右旋糖酐或其他血浆代用品以补充血容量。尽快输入全血，以恢复和维持血容量及改善急性失血性周围循环衰竭。肝硬化出血患者宜输鲜血，因库存血含氨量高，易诱发肝性脑病。

2. 止血

（1）非静脉曲张上消化道大量出血的止血措施

该类出血系指除了食管-胃底静脉曲张破裂出血之外的其他病因所致的上消化道大量出血，其中以消化性溃疡引起的出血最为常见。

1）抑制胃酸分泌药

常用 H_2 受体阻滞剂或质子泵抑制剂，以提高和保持胃内较高的 pH，有利于血小板聚集及血浆凝血功能所诱导的止血过程。常用药物有法莫替丁、奥美拉唑，急性出血期均为静脉给药。

2) 内镜直视下止血

治疗方法包括热探头、高频电灼、微波、激光、局部药物喷洒和局部药物注射、血管夹钳夹等。临床应用注射疗法较多，使用的药物有1/10000肾上腺素、硬化剂等。

3) 手术治疗

上消化道大量出血经内科积极治疗仍出血不止危及患者的生命，需行手术治疗。

4) 介入治疗

严重消化道大出血的患者，既不能进行内镜止血，又不能耐受手术治疗者，可考虑经肠系膜动脉造影寻找出血的病灶，同时给予血管栓塞治疗。

（2）食管-胃底静脉曲张破裂出血的止血措施

本病往往出血量大、出血速度快、再出血率和病死率高，治疗措施亦有其特殊性。

1) 药物止血

①血管加压素：常用药物为垂体后叶素，其作用机制是通过对内脏血管收缩作用，减少门静脉血流量，降低门静脉及其侧支循环的压力，从而控制食管-胃底曲张静脉的出血。

②生长抑素：用于治疗食管-胃底静脉曲张破裂出血的止血效果肯定。目前临床常用14肽天然生长抑素、生长抑素的人工合成制剂奥曲肽。

2) 双囊三腔管压迫止血

该管的两个气囊分别为胃囊、食管囊，三腔管内的三个腔分别通往气囊和患者的胃腔，用气囊压迫食管-胃底曲张静脉，宜在药物不能控制出血时暂时使用，以争取时间准备其他治疗。操作及观察注意事项详见本节双囊三腔管的护理。

3) 内镜直视下止血

在用药物治疗和气囊压迫基本控制出血、病情基本稳定后，进行急诊内镜检查和止血治疗。常用方法有：

①硬化剂注射止血术：局部静脉内外注射硬化剂，使曲张的食管静脉形成血栓，以消除曲张静脉并预防新的曲张静脉形成。硬化剂可选用无水酒精、鱼肝油酸钠、乙氧硬化醇等。

②食管曲张静脉套扎术：用橡皮圈结扎出血或曲张的静脉，致使血管闭合。

③组织黏合剂注射法：局部注射组织黏合剂，使出血的曲张静脉闭塞。

4) 手术治疗

食管-胃底静脉曲张破裂大量出血经内科积极治疗无效时，应考虑外科手术或经颈静脉肝内门体静脉分流术。

【护理评估】

(1) 评估患者的一般身体状况和意识状态。

(2) 评估是否为上消化道出血

口、鼻腔、咽喉等部位出血及咯血也可从口腔吐出，或吞咽后再呕出，或经胃肠道后以黑便排出，均不属于上消化道出血。此外，进食大量动物血、肝，服用铁剂、铋剂、碳粉或中药可使粪便发黑，但一般黑而无光泽，潜血试验为阴性。

(3) 评估出血部位

一般以幽门以上部位出血多兼有呕血与黑便，幽门以下出血常引起黑便。但与出血量的多少及出血速度有关，出血量小或出血速度缓慢的幽门以上部位出血可仅有黑便；出血量大、出血速度快的幽门以下部位出血可因血液反流入胃，同时出现呕血与黑便。

(4) 评估出血量

呕血与黑便的持续时间、次数、量、颜色及性质变化，可作为出血量的参考。一般粪便潜血试验阳性者提示每日出血量>5ml，出现黑便提示出血量在50~70ml，呕血提示胃内积血量达250~300ml。因呕血及黑便常混有呕吐物与粪便，故失血量难以估计。临床上根据全身反应估计出血量，见表8-1。

表8-1 出血量估计表

项目	轻度	中度	重度
症状	皮肤苍白、头晕	眩晕、口干、发冷	烦躁不安、出冷汗、四肢厥冷、意识模糊、呼吸深快
血压	正常	下降	显著下降
脉搏（次/分）	正常或稍快	100~110	>120
尿量	减少	明显减少	尿少或尿闭
出血量（ml）	<500	800~1000	>1500
占全身血总量（%）	10~15	20	30

（5）评估出血是否停止

提示有活动性出血或再次出血的情况：①反复呕血，甚至呕吐物由咖啡色转为鲜红色；②黑便次数增多且粪质稀薄，色泽转为暗红色，伴肠鸣音亢进；③周围循环衰竭的表现经补液、输血不能改善，或好转后又恶化，血压波动，中心静脉压不稳定；④血红蛋白、红细胞计数及血细胞比容不断下降，网织红细胞计数持续增高；⑤在补液足够、尿量正常的情况下，血尿素氮持续或再次增高；⑥门静脉高压的患者原有脾大，在出血后暂时缩小，如不见恢复脾大则提示出血未止。

【护理诊断】

（1）有效循环血容量不足

与上消化道出血有关。

（2）活动无耐力

与失血性周围循环衰竭有关。

（3）有受伤的危险

与创伤、误吸、气囊阻塞气道致窒息、气囊压迫使食管胃底黏膜长时间受压、血液或分泌物反流入气管等有关。

（4）恐惧

与患者健康或生命受到威胁有关。

【护理措施】

（1）一般护理

1）出血期绝对卧床休息，休克患者取休克卧位，床挡拉起，经常更换体位，避免局部长期受压。保持床单位平整、清洁、干燥。出血停止后以卧床休息为主，适当活动，避免头晕跌倒。床边悬挂防跌倒牌。

2）呕血时，随时做好口腔护理，保持口腔清洁。出血期禁食，出血停止后，按顺序给予温凉流质、半流质及易消化的软食。

3）安慰、体贴患者，消除紧张、恐惧心理。及时清理一切血迹和胃肠引流物，避免恶性刺激。

4）密切观察血压、脉搏、心率、血氧饱和度变化。呕血与黑便的量、次数、性状。皮肤颜色及肢端温度变化。记录24小时出入量，如出现尿少，常提示血容量不足。观察有无再出血征兆，如头晕、心悸、出汗、恶心、腹胀、肠鸣音活跃等。

5）症状护理：呕血时取侧卧位或半卧位，意识不清者头偏向一侧，必要时准备负压吸引器；便血后应及时擦净，保持肛周清洁、干燥。便后应缓慢站立；发热时遵医嘱给予输液及抗感染药物，密切观察体温变化。

6）输血的指征：血红蛋白<70g/L；收缩压<90mmHg；如收缩压<50mmHg则需加压输血，待血压恢复至80mmHg，可调整输液速度90~150ml/h；脉搏>120次/分；大量呕血或便血。

（2）观察基础生命体征

1）密切观察病情变化，应用升压药时要注意观察患者的意识、面色、出血量、血压，一般15~30分钟测量生命体征1次，根据血压情况调节补液及升压药的速度。必要时进行心电监护、吸氧。出血时脉搏先加快，血压再下降，注意测量坐卧位血压和脉搏。

2）注意观察患者休克状态有无改善，如患者面色逐渐转为红润，皮肤温暖，出汗停止，血压上升，则提示好转。

3）注意观察尿量，出现少尿或无尿，高度提示周围循环不足或并发急性肾衰竭，故要准确记录24小时出入量，有休克时留置尿管，测量每小时尿量，应保持尿量>30ml/h。

4）定期复查红细胞计数、血细胞比容、血红蛋白、网织红细胞计数、便潜血试验，以了解贫血情况，判断出血是否停止。

5）应结合患者原发病进行全面病情观察，如因胃黏膜病变引起上消化道出血者，应观察是否伴有腹痛、有无胃穿孔等。

6）注意观察呕吐物、粪便的性质、颜色、量、次数等，做好记录，严格床边、书面交接班。

（3）出血原因和部位判断

1）消化性溃疡患者80%~90%都有慢性、周期性、节律性上腹疼痛或不适史，并在饮食不当、精神疲劳等诱因下并发出血，出血后疼痛可减轻，急诊或早期胃镜检查可发现溃疡出血灶。

2）有服用非甾体类消炎药（非甾体类抗炎药）、肾上腺皮质激素类药物史或处于应激状态（如严重创伤、烧伤、手术、败血症等）者，其出血以急性胃黏膜病变为可能。

3）呕出大量鲜血而有慢性肝炎、血吸虫等病史，伴有肝掌、蜘蛛痣、腹壁静脉曲张、脾大、腹腔积液等体征时，以门脉高压伴食管-胃底静脉曲张破裂出血为最大可能。

4）注意肝硬化患者有上消化道出血，不一定都是食管-胃底静脉曲张破裂出血所致，有一部分患者出血可来自于消化性溃疡、急性糜烂出血性胃炎、门脉高压性胃病、异位静脉曲张破裂出血等。

5）45岁以上慢性持续性粪便潜血试验阳性，伴有缺铁性贫血、持续性上腹痛、厌食、消瘦，应警惕胃癌的可能性。

6）50岁以上原因不明的肠梗阻及便血，应考虑结肠肿瘤。

7）60岁以上有冠心病、心房颤动病史的腹痛及便血者，缺血性肠病的可能性大。

8）突然腹痛、休克、便血者要立即考虑动脉瘤破裂。

9）黄疸、发热、腹痛伴消化道出血时，不能除外胆源性出血。

（4）出血严重程度和周围循环状态的判断

1）再出血的观察：呕血的颜色（鲜红或有血块、咖啡色）、量，排便次数、颜色（血便、黑便、柏油样、黏液血便）和性状（成形、糊状、稀便、水样）。出血严重程度的估计：成人每日消化道出血5～10ml，粪便潜血试验阳性；50～100ml可出现黑便；胃内积血量在250～300ml可引起呕血；一次出血量<400ml时，一般不引起全身症状；出血量>400ml，可出现全身症状，如头晕、心悸、乏力等；短时间内出血量>1000ml，可出现周围循环衰竭表现，如口干、意识变化、休克等；肠鸣音和伴随的腹部体征，尿量（有无急性肾衰竭及血容量补充是否足够）。

2）急性大出血严重程度的估计：如果患者由平卧位改为坐位时出现血压下降（下降幅度>15～20mmHg）、心率加快（上升幅度>10次/分），已提示血容量明显不足，是紧急输血的指征。如收缩压<90mmHg、心率>120次/分，伴有面色苍白、四肢湿冷、烦躁不安或意识不清则已进入休克状态，属严重大量出血，需积极抢救。

（5）出血是否停止的判断

上消化道大出血经过恰当治疗，可于短时间内停止出血。因肠道内积血需经数日（一般约3天）才能排尽，故不能以黑便作为继续出血的指标。临床应考虑继续出血或再出血的情况：

1）反复呕血或黑便次数增多、粪质稀薄，伴有肠鸣音亢进。

2）周围循环衰竭的表现经充分补液输血而未见明显改善，或虽暂时好转而又恶化。

3）血红蛋白浓度、红细胞计数与血细胞比容继续下降，网织红细胞计数持续增高。

4）补液与尿量足够的情况下，血尿素氮持续或再次增高。

（6）呕血的护理

1）协助患者取侧卧位或半卧位，意识不清者头偏向一侧，必要时准备负压吸引器。

2）遵医嘱给予输血、输液、止血，保持静脉通畅。

3）胃、十二指肠溃疡大出血时采取的止血措施是胃内灌注经稀释的去甲肾上腺素加冷生理盐水采用灌注和吸出同时进行的方法，不仅能协助止血，还能观察出血是否停止。

4）内镜治疗包括溃疡内注入肾上腺素、硬化剂、酒精等，或热探针烧烙术，单电极电烙术或激光。

5）肝硬化门脉高压致食管静脉破裂引起出血时患者除应用止血药治疗外，必要时应用三腔二囊管压迫止血，观察并记录出血情况。

6）应用质子泵抑制药和生长抑素。

（7）三腔二囊管的护理

1）定时抽吸胃内容物，观察出血是否停止，记录抽吸液性状、颜色、量，有鲜红血液提示仍有出血，抽吸不畅提示管腔堵塞，须及时处理。

2）每日清洁口、鼻。做好口腔护理，向鼻腔滴液状石蜡。

3）嘱患者勿咽唾液。及时吸出食管囊上液体。

4）每12~24小时气囊应放松牵引，放气15~30分钟，避免食管胃底黏膜受压过久糜烂、坏死。

5）避免窒息，若患者突然呼吸困难，可能是食管囊上移，应立即放气，必要时剪断三腔二囊管，放气、拔管。

6）拔管指征：三腔二囊管压迫2~3天后若无继续出血，可放气、观察，24小时无出血，口服液状石蜡20~30ml，10分钟后拔管。

7）拔管后禁食24小时，逐渐过渡到流质饮食。

（8）硬化剂注射或套扎后的护理

1）疼痛的观察：胸骨后轻微的疼痛和不适属正常现象。

2）出血的观察：观察有无呕血、黑便等。

3）感染的观察：观察有无肺部感染、结核、腹腔感染等表现。

（9）用药护理

备齐急救用品、药物。立即建立静脉通道，配合医生迅速、准确地实施输血、输液及各种止血、药物治疗等抢救措施，并观察治疗效果及不良反应。输液开始宜快，可加压输入，必要时监测中心静脉压作为调整输液量及速度的依据。避免输液和输血过多、过快引起急性肺水肿，对老年和心肺功能不全患者尤应注意。肝硬化患者禁用吗啡、巴比妥类药物。血管加压素可引起腹痛、心律失常、心肌缺血、血压升高，甚至发生心肌梗死，故有冠心病、原发性高血压、肺心病、心功能不全的患者及孕妇忌用。在输注时速度应缓慢、准确，并密切观察不良反应。

（10）心理护理

观察患者有无紧张、恐惧或悲观、沮丧等心理反应，特别是慢性病或全身性疾病致反复出血的患者，有无对治疗失去信心、不合作。保持室内环境安静。抢救工作应迅速、准确，以减轻患者的紧张情绪。大出血时陪伴患者，使其有安全感。呕血或排黑便后应及时清除血迹、污物，以减少对患者的不良刺激。解释各项检查、治疗措施的必要性，耐心听取并解答患者或家属的提问，以减轻其疑虑、紧张及恐惧心理。

（11）安全护理

轻症患者可在床上适当活动。注意有活动性出血的患者常在排便或便后起立时晕厥。指导患者坐起、站立时动作缓慢；出现头晕、心悸、出冷汗时立即卧床休息并告知医护人员；必要时由护理人员陪同如厕或暂时改为在床上排便。用床挡保护，并加强巡视。

（12）大出血的急救及护理

1）有呕血、便血史者出现面色苍白、表情淡漠、出冷汗、脉搏细数、肠鸣音亢进等，应首先考虑有出血的可能。

2）患者出现呕血，立即去枕平卧，头偏向一侧，绝对卧床，禁食，及时备吸引器。

3）立即通知值班医师，迅速建立静脉通路（大号针头），同时抽血、验血，备血样，交叉配血，加快已输液患者的输液速度，如已有备血立即取血。

4）严密监测患者生命体征，如心率、血压、呼吸、尿量及意识变化；观察呕血与黑便情况；定期复查血红蛋白浓度、红细胞计数、血细胞比容与血尿素氮。积极补充血容量。注意避免输液、输血过快、过多引起的肺水肿。

5）给予吸氧，保持呼吸道通畅，同时注意保暖。

6）注意观察有无头晕、心悸、四肢厥冷、出冷汗、晕厥等失血性周围循环衰竭症状。严密观察患者意识、皮肤和甲床的色泽，尤其是颈静脉充盈情况。

7）食管静脉曲张破裂出血，备好三腔二囊管，配合医师插三腔管进行止血；按医嘱给予止血药及扩容药。

8）如经内科治疗出血不止，应考虑手术治疗，做好术前准备。

（13）窒息的护理

1）指导患者呕血时取侧卧位或仰卧位头偏向一侧，不要屏气，使呕吐物易于呕出，防止窒息。

2）患者大量呕血时，应及时通知医师。床边准备抢救器械，如负压吸引，气管切开包等。

3）有窒息征兆时，迅速抬高患者床脚，成头低足高位。开放气道是抢救的关键，立即清除口腔、鼻腔内血凝块，用吸引器吸出呼吸道内的血液及分泌物。也可以直接刺激咽喉，咯出血块，或用手指裹上纱布，清除口、咽、喉、鼻部血块。

4）如患者意识清楚，鼓励用力咳嗽，并用手轻拍背部帮助支气管内淤血排出。如患者意识不清则应迅速将患者上半身垂于床边并一手托扶，另一手轻拍患侧背部。或行气管插管或在气管镜直视下吸取血块。清除患者口、鼻腔内淤血。用压舌板刺激其咽喉部，引起呕吐反射，使其能咯出阻塞咽喉部的血块，必要时立即行气管插管或气管镜直视下吸取血块。

5）气道通畅后，若患者自主呼吸未恢复，应行人工呼吸，给高流量吸氧或按医嘱应用呼吸中枢兴奋药。

（14）休克的护理

1）一般急救措施：根据病情及临床表现（烦躁不安、面色苍白、出冷汗、四肢湿冷、呼吸急促、脉搏快弱、血压下降、反应迟钝、表情淡漠或昏迷，尿量减少等）迅速判断，取平卧位，报告医师，并记录休克时间；保持呼吸道通畅，避免呕血时血液吸入引起窒息。

2）快速建立两条以上静脉通道，尽快恢复有效血容量。

3）密切观察病情变化：观察患者休克状态有无改善，如患者面色逐渐转为红润，皮肤温暖，出汗停止，血压上升，则提示好转。

4）注意观察并记录尿量，尿量<25ml/h，说明血容量不足；尿量≥30ml/h 表示肾血流量已有好转；出现少尿或无尿者高度提示周围循环不足或并发急性肾衰竭。有休克时留置尿管，测量每小时尿量，应保持尿量>30ml/h。

5）定期复查红细胞计数、血细胞比容、血红蛋白、网织红细胞计数、便潜血试验，以了解贫血情况，判断出血是否停止。

【健康教育】

（1）疾病预防指导

①注意饮食卫生和饮食的规律；进营养丰富、易消化的食物；避免过饥或暴饮暴食；避免粗糙、刺激性食物，或过冷、过热、产气多的食物、饮料；应戒烟、戒酒；②生活起居有规律，劳逸结合，保持乐观情绪，保证身心休息。避免长期精神紧张，过度劳累；③在医生指导下用药，保证用药正确。

（2）疾病知识指导

引起上消化道出血的病因很多，各原发病的健康指导参见有关章节。应帮助患者和家属掌握自我护理的有关知识，减少再度出血的危险。

（3）出院指导

1）宣教休息的重要性，避免重体力劳动。指导患者劳逸结合，体力允许者可适量活动。

2）强调正确饮食的重要性：近期避免进食粗糙、多纤维、坚硬、油炸、过酸、过辣、过烫、过冷等刺激性食物，少量多餐，避免过饱。戒烟、戒酒。

3）养成便后观察粪便的习惯。

4）宣教正确服用药物的目的、方法、药物的作用及不良反应。避免使用损伤胃黏膜药物。

5）患者及家属应学会早期识别出血征象及应急措施，如出现头晕、心悸、呕血、黑便时应立即卧床休息，保持安静，减少活动，呕吐时取侧卧位以免误吸。

6）给予心理、社会支持，定期门诊随访。

第二节 下消化道出血

下消化道出血（LGH）是指十二指肠与空肠移行部屈氏韧带以下的小肠和结肠疾患引起的肠道出血。分为慢性隐性出血、慢性少量显性出血和急性大出血三种类型。

引起下消化道出血的病因很多，但在临床工作中以肠道恶性肿瘤、息肉及炎症性病变引起的最为常见。

【临床表现】

（1）便血

慢性少量显性出血可见鲜红色、果酱样或咖啡色样便；少数速度慢，在肠腔停滞时间过久会呈现黑色。急性大量出血可呈鲜红色血便。

（2）循环衰竭表现

心悸、头晕、出汗、虚脱、休克。

（3）原发病的临床症状及体征

原发病的种类繁多，较为常见的是各种特异性肠道感染炎症性肠病、下消化道憩室、息肉、肿瘤、痔、肛裂等，出血性疾病、结核病、系统性红斑狼疮等各有特殊的临床表现和体征。

【辅助检查】

（1）实验室检查：常规血、尿、便及生化检查。

（2）肛周、直肠指检。

（3）内镜检查：结肠镜检查是检查大肠及回肠末端病变的首选方法；近年来发明的胶囊内镜对小肠病变的诊断有一定意义。

（4）影像学检查：X线钡灌造影、放射性核素扫描、选择性血管造影等。

【治疗原则】

1. 一般治疗

总的原则是按不同的病因确定治疗方案，未明确诊断时应积极给予抗休克等治疗。患者绝对卧位休息，禁食或低渣饮食，必要时给予镇静剂。经静脉或肌内注射途径给予止血剂。治疗期间应严密观察血压、脉搏、尿量。注意腹部情况，记录黑便或便血次数、数量，定期复查血红蛋白、血细胞计数、血细胞比容、尿常规、血尿素氮、肌酐、电解质、肝功能等。

2. 手术治疗

在出血原因和出血部位不明确的情况下，不主张盲目行剖腹探查，若有下列情况可考虑剖腹探查术：

（1）仍有活动性大出血，并出现血流动力学不稳定，不允许做 TCR-BCS、动脉造影或其他检查。

（2）各种检查未发现出血部位，但出血仍在持续。

（3）反复类似的严重出血。术中应全面仔细探查，消化道应全程仔细触摸，并将肠道提出，结合在灯光下透照，有时可发现小肠肿瘤或其他病变。

如果仍未发现病变（约占 1/3），可采用经肛门和（或）经肠造口导入术中内镜检查。由内镜专科医师进行，手术医师协助导引进镜，并可转动肠管，展平黏膜皱襞，使内镜医师获得清晰视野，有利于发现小而隐蔽的出血病灶。同时，手术医师通过内镜透照有时亦可从浆膜面发现病灶。

3. 介入治疗

在选择性血管造影显示出血部位后，可经导管行止血治疗。

（1）动脉内灌注加压素

动脉插管造影发现出血部位后，经局部血管注入加压素 0.2~0.4U/min，灌注 20 分钟后造影复查，确定出血是否停止。若出血停止，继续按原剂量维持 12~24 小时，逐渐减量至停用。然后在导管内滴注右旋糖酐或复方氯化钠溶液，证实无再出血后拔管。大约 80% 的病例可达到止血目的，虽其中约有 50% 的病例在住院期间会再次发生出血，但住院期间改善了患者的全身情况，为择期手术治疗创造了良好条件。相对憩室出血（多为动脉出血）而言，动脉、静脉畸形等所致的出血用加压素效果较差。值得指出的是，肠道缺血性疾病所致的消化道出血滴注加压素会加重病情，属禁忌。

（2）动脉栓塞

对糜烂、溃疡或憩室所致的出血，采用可吸收性栓塞材料（如明胶海绵、自身血凝块等）进行止血。对动脉静脉畸形、血管瘤等出血采用永久性栓塞材料，如金属线圈、聚乙烯醇等。一般来说，下消化道出血的病例在动脉置管后不主张采用栓塞止血方法，原因是栓塞近端血管容易引起肠管的缺血坏死，尤其是结肠。

4. 内镜治疗

纤维结肠镜下止血作用有限，不适用急性大出血病例，尤其对弥漫性肠道病变作用不大。具体方法有激光止血、电凝止血（包括单极和多极电凝）、冷冻止血、热探头止血以及对出血病灶喷洒肾上腺素、凝血酶、血凝酶等。对憩室所致的出血不宜采用激光、电凝等止血方法，以免导致肠穿孔。

5. 手术处理

（1）食管-胃底静脉曲张出血

采取非手术治疗，如输血、药物止血、三腔管、硬化剂及栓塞仍不能控制出血者，应做紧急静脉曲张结扎术，此种方法虽有止血效果，但复发出血率较高。如能同时做脾肾静脉分流手术可减少复发率。其他手术，如门奇静脉断流术、H形肠系膜上静脉下腔静脉分流术、脾腔静脉分流术等也在临床应用中。择期门腔分流术的手术死亡率低，有预防性意义。由严重肝硬化引起者也可考虑肝移植术。

（2）溃疡病出血

当上消化道持续出血>48小时仍不能停止；24小时内输血1500ml仍不能纠正血容量、血压不稳定；保守治疗期间发生再出血者；内镜下发现有动脉活动出血等情况，死亡率高达30%，应尽早行外科手术。

（3）肠系膜上动脉血栓形成或动脉栓塞

常发生在有动脉粥样硬化的中老年人，突然腹痛与便血，引起广泛肠坏死的死亡率高达90%，必须手术切除坏死的肠组织。

【护理诊断】

(1) 排粪异常
与下消化道出血有关。

(2) 潜在并发症
休克。

(3) 活动无耐力
与下消化道出血所致贫血有关。

(4) 知识缺乏
缺乏预防下消化道出血的知识。

(5) 焦虑
与担心疾病对自身健康的威胁有关。

【护理措施】

(1) 一般护理
卧床休息，保持病室安静、整洁，必要时吸氧。

(2) 饮食护理
遵医嘱严格控制饮食，向患者解释控制饮食的目的及饮食对疾病的影响，出血活动期禁食。

(3) 病情观察
1) 准确记录24小时出入量。

2) 有引流管的患者，要观察引流物的量、颜色及性质，并记录。

3) 观察便血量、颜色及性质，并及时通知医生。

4) 保证静脉输液通畅，监测生命体征。

5) 若患者出现烦躁不安，出冷汗，四肢厥冷，血压下降，脉快而弱，肠鸣音活跃，有活动性出血的指征，应通知医生，并保持静脉通路通畅。

6) 若患者出血量减少，出血颜色由鲜红色转为暗红色，生命体征趋于平稳，则提示病情好转。

(4) 皮肤护理
在卧床期间注意皮肤护理。

(5) 用药护理
遵医嘱使用止血药，并严密观察用药效果。

(6) 心理护理
根据患者文化水平及对疾病的了解程度，采取合适的方法向其介绍有关预防下消化道出血的知识。以极大热情关心患者，取得信任，使其对战胜疾病树立信心，进行各种操作前做好解释工作，取得密切配合，使患者保持最佳心态参与疾病的治疗护理。

（7）治疗过程中可能出现的情况及应急护理措施见本章第一节。

【健康教育】

见本章第一节。

第九章 消化内科常用诊疗技术及护理

第一节 胃、十二指肠纤维内镜检查

胃、十二指肠纤维内镜检查适用于胃、十二指肠各种病变的诊断。特别对胃癌的早期诊断、十二指肠溃疡的确诊具有重要意义。对上消化道出血的病因、部位诊断和紧急止血也具有较大意义。

【适应证】

（1）不明原因的消化道出血。

（2）X线钡餐检查发现上消化道有病变，而未能确定其性质。

（3）反复或持续出现上消化道症状和（或）粪便潜血阳性，尤其是老年人。

（4）咽下困难、吞咽疼痛或胸骨后烧灼感。

（5）慢性萎缩性胃炎伴肠上皮不典型化生，须按期随访，防止恶变。

（6）食管、胃手术后症状复发或加重，疑吻合口病变。

（7）药物治疗后随访或手术后效果的观察。

（8）可行胃内息肉摘除、取管腔异物、局部止血、黏膜下注射及曲张静脉结扎、硬化等治疗。

（9）对疑有胰腺、胆囊病变，可通过十二指肠镜进行逆行胰胆管造影。

【禁忌证】

（1）严重的心、肺、肝、肾功能不全者。

（2）有影响检查的局部因素，如口、咽、食管、胃的急性炎症，特别是腐蚀性炎症、主动脉瘤等。

（3）严重的凝血功能障碍及活动性肝炎患者。

（4）神志不清及精神失常者。

（5）疑有胃肠穿孔者。

（6）严重的上消化道大出血且生命体征不稳定者。

【操作前准备】

（1）检查前必须详细了解患者的病史、体格检查、实验室等各项辅助检查情况，以评估病情，减少并发症，提高检查效果。

（2）向患者仔细解释检查目的、意义、安全性和配合检查方法，如解开衣领、放松腰带、取出义齿。检查时可能会出现恶心、腹胀等不适，应耐心向患者介绍配合方法，如恶心时可做深呼吸，胃镜插入时如何做吞咽动作，以消除患者对检查的恐惧、紧张心理。

（3）检查前禁食、禁药、禁烟 12 小时，有幽门梗阻者检查前 2～3 天进流质饮食，检查前 1 天晚洗胃。接受胃肠钡餐检查者，3 天内不宜做胃镜检查。

（4）检查前半小时皮下注射阿托品 0.5mg，以减少唾液、胃液的分泌和减慢胃蠕动。

（5）检查前 5～10 分钟进行咽喉部麻醉。先询问有无麻醉药过敏史。可采用：

1）口含法：将麻醉液 10ml（配方为 1000ml 甘油加入利多卡因 10g）口含后，嘱患者头向后仰，使咽喉部充分麻醉，5 分钟后吐出药液或咽下。

2）喷雾法：可用 2%～4% 的利多卡因麻醉，将喷雾器头部放在舌后根部，让患者发"啊"音，清楚暴露咽部，对准患者舌根、软腭后缘及咽后壁喷雾，第一次用少量，以后每次喷 0.5～1ml，每次间隔 3～5 分钟，共 3 次，并嘱患者于每次喷药后做吞咽动作，麻醉咽喉下部，减少呕吐反射及疼痛。

（6）完善检查器械。

【操作中护理】

（1）患者一般取左侧卧位，头稍后仰，两腿屈曲，放松腰带和领扣。根据检查需要调整体位，以利于观察。

（2）将牙垫置于患者口中咬住，嘱患者检查过程中牙垫要固定，避免损伤镜子。

（3）缓慢地经牙垫将胃镜插入，当胃镜到达咽喉部时嘱患者做吞咽动作，以助胃镜通过喉部，然后在观察下缓慢插镜，并观察食管、胃和十二指肠黏膜有无病变。

（4）详细观察管腔情况，发现病变可照相、取活体组织检查及细胞学检查，如钳取胃组织做活检，应将夹除的组织放入 10%甲醛溶液小瓶内，及时送病理检查，或做细胞学检查，可采用刷检法或冲洗法做涂片，固定后送检。

（5）检查完毕，退镜缓慢，并可再次观察管腔情况。

（6）检查过程中，应观察患者面色、呼吸、脉搏，有异常立即报告检查者，停止检查并做相应处理。

【操作后护理】

（1）检查后 2 小时能进食、进水，或待患者作呕反射停止始进食、进水，以免食物吸入肺内。检查结束当日饮食以流质或易消化的半流质为宜，以减少食物对胃黏膜创面的摩擦，造成出血。

（2）少数患者检查后出现咽部水肿，表现为咽痛、咽后壁异物感及声嘶等，告诉患者，这些病状 1~2 天会自行消失，也可用温水含漱或含喉片。

（3）检查后部分患者可出现腹胀，是检查时反复向胃内注气，部分气体进入小肠所致，可嘱患者坐起哈气，亦可进行腹部按摩，促进肠道气体排出。

（4）检查后数日内，严密观察并发症。麻醉所致不良反应表现为麻醉后头晕、恶心、头痛、手指麻木，严重者出现呼吸急促、血压下降，应及时处理。如有黑便、头晕、心率增快提示消化道出血，应积极处理，必要时纤维内镜下止血。当操作不当，如盲目插镜，或进镜时有阻力而用力过猛，或注气过度等，可造成内镜损伤组织，甚至胃穿孔，表现为腹部疼痛、压痛及肌紧张等急性腹膜炎的征象，应及时手术治疗。

（5）彻底清洗和消毒内镜及有关器械，避免交叉感染。内镜和器械应妥善保存，以延长使用时间。

【胃镜下止血术护理】

（1）让患者充分休息，观察患者精神状况，利于早日康复。

（2）做好口腔清洁，保持病房环境清洁、舒适。

（3）饮食：禁食24小时，静脉补充水分、营养及电解质，注意水、电解质平衡。如无特殊情况，第2天可进流质饮食，以后渐给予半流质及普食，饮食以清淡为宜。

（4）心理指导：告知止血方式及过程，解除患者疑虑，使之保持良好的心态，积极配合治疗。

（5）药物：制酸药、止血药等使用情况。

（6）并发症的观察：有无腹痛、腹胀、便血等情况。

第二节　胃酸分泌功能检查

胃酸分泌功能检查是收集患者空腹使用刺激剂后的胃液标本，测定胃液量、胃液酸度及pH，以评价胃黏膜的分泌功能。检查项目包括基础胃酸排泌量（BAO）、最大胃酸排泌量（MAO）和高峰胃酸排泌量（PAO）。

【适应证】

（1）辅助诊断促胃液素瘤、消化性胃溃疡、慢性萎缩性胃炎及胃癌。

（2）胃大部切除术和迷走神经切除术前，估计手术预期效果，或者术后判定迷走神经切除是否完全。

（3）制酸剂、抗促胃液素等药物疗效评价。

【禁忌证】

（1）食管肿瘤、食管狭窄或重度静脉曲张者。

（2）上消化道出血止血后不足2周者。

（3）心肺功能不全、支气管哮喘发作者。

（4）鼻咽部有急性感染者。

【操作前准备】

（1）向患者说明检查方法、意义，减少其顾虑和不安，以取得患者的配合。

（2）抽胃液前 24~48 小时停用一切影响胃液分泌的药物。

（3）嘱患者检查前晚禁食，检查当天早晨空腹（禁饮、禁食）。

（4）准备好胃管包、试管等检查所需物品。

【操作中护理】

（1）胃管置入

1）患者取坐位或半卧位（有义齿者应取下），胸前铺橡胶单、治疗巾。嘱患者放松。

2）操作者戴无菌手套，检查胃管是否通畅，测量插入长度并做好标记。将胃管涂以液状石蜡，左手垫无菌纱布持胃管，右手（可用镊子）夹胃管前端送入口腔（或一侧鼻腔）内，当插至约 15cm 处时，嘱患者做吞咽动作，随即将胃管插入食管。

3）当胃管插至 50cm（经口腔插入）或 55cm（经鼻腔插入）标记处时，胃管末端接注射器进行抽吸，以证实胃管是否在胃腔内。若未能抽取胃液，可通过改变胃管插入深度、患者体位后再予抽吸。如抽出胃液，将胃管用胶布固定于颜面部。

（2）胃液留取

1）将空腹胃液全部抽出，标记为"0"，记录总量，取 10ml 送检，以测定总酸度。

2）继续抽吸 1 小时胃液量，测定 BAO。

3）给予五肽促胃液素 6μg/kg 肌内注射，然后每隔 15 分钟抽尽胃液 1 次，每次各留 10ml 送检，标记标本号数及次数。如此抽吸胃液标本 4 次，以测定刺激后的 MAO 和 PAO。

【操作后护理】

（1）抽胃液完毕后协助患者漱口、洗脸，并嘱患者卧床休息。不适缓解后可进食。

（2）观察患者有无恶心、呕吐、呕血、黑便等现象，如发现异常及时通知医生并协助进行相应处理。

【结果分析】

以 30~50mmHg 负压持续抽吸 1 小时所得的胃液总量，即基础胃液量，正常值为 10~100ml。总酸度为 10~15U，游离酸度为 0~30U。试验后的胃液总量 50~100ml，总酸度为 40~60U，游离酸度为 20~40U。正常胃液 pH 在 1.3~1.8 之间。BAO 为 3.9mmol/h ± 1.98mmol/h（一般 <5mmol/h）；MAO 为 3~23mmol/h，女性稍低；PAO 为 20.26mmol/h ± 8.77mmol/h。

第三节　纤维结肠镜检查术

纤维结肠镜检查是指用一根带有摄像功能的纤细管道深入到肠管进行检查。纤维结肠镜适用于检查直肠、盲肠、升结肠、横结肠、乙状结肠、降结肠以及回盲部内疑有息肉、肿瘤、溃疡、炎症、不明原因出血灶等病变。配合 X 线钡灌肠或钡气双重造影，可提高结肠病变的诊断水平。检查的主要并发症为肠穿孔。

【适应证】

（1）原因不明的下消化道出血和慢性腹泻久治不愈者。

（2）下腹痛、腹泻与便秘，X 线钡剂检查阴性者。

（3）钡剂造影发现肠内有可疑病变，但不能明确病变性质者。

（4）肠道内肿物性质未定，炎性病变需明确范围、程度或疑有癌变者。

（5）结肠疾病的内镜治疗或手术定位。

（6）药物或手术治疗后复查及随访。

【禁忌证】

（1）严重心肺功能不全，不能承受检查前清洁肠道准备的检查者。

（2）腹部手术后有严重粘连、妊娠或其他腹部疾病影响检查者。

（3）结肠急性炎症、重症溃疡性结肠炎、腹膜炎及疑有穿孔、肠瘘者。

（4）肠道大出血而血压不稳定者。

（5）精神或心理原因不能合作者。

【操作前准备】

（1）检查前 2~3 天进少渣饮食，检查前 1 天进流食，检查当天空腹或饮少量糖水。

（2）检查前 1 天晚服泻药，如口服番泻叶 9g 或液状石蜡 30ml，或硫酸镁 20g，以清洁肠道。也可检查当日清洗肠道，目前多用于晨起 6：00 开始口服高渗性溶液导泻，如 20% 甘露醇 250ml 顿服，再饮 5 倍水或 2 倍 5% 葡萄糖盐水，聚乙二醇电解质散剂 24A＋B 包，每 6 包溶于 750ml 温开水，半小时内饮入，每半小时 750ml，2 小时内喝完。可达到清洗肠道的目的。应注意高频电灼前的肠道准备禁用甘露醇，以免发生意外。

（3）为解除患者紧张、恐惧、腹痛、腹胀等，必要时在术前半小时可肌注阿托品 0.5mg，地西泮 5~10mg。

（4）术者应详细了解病情，阅读 X 线钡灌肠片，并常规进行肛门指诊，以扩张肛门并指导插镜。

【操作中护理】

（1）患者一般取左侧卧位，双腿屈曲。

（2）在观察下缓慢插镜，注气插镜时患者会感腹胀不适，可嘱其做缓慢深呼吸，检查完毕退镜时操作应轻缓并再次观察病变，取活体组织者应及时用 10% 甲醛溶液固定后送检。

（3）注意患者表情、面色、脉搏等情况，及早发现并发症。

【操作后护理】

（1）做好肛门清洁护理，让患者注意休息。

（2）患者进少渣饮食 3 天，注意粪便颜色，必要时连续 3 次粪便潜血试验，以了解有无活动性出血。

（3）密切观察生命体征，如发现有剧烈腹痛、腹胀、面色苍白、脉率及心率增快、血压下降等表现提示肠穿孔，排便次数增多提示肠出血，应及时报告医师。

第四节　单气囊小肠镜检查术

小肠镜检查方法有推进法、探条法、肠带诱导法、术中小肠镜检查法、母子式小肠镜检查法及放大小肠镜检查法。推进式小肠镜检查法操作较简单，故最常用。临床最常用的小肠镜是推进式小肠镜，近年开发的单气囊推进式小肠镜已用于临床。推进式单气囊小肠镜的优点是检查时间相对较短、图像清晰、活检取材可靠，还可进行内镜下治疗等。

【适应证】

（1）临床怀疑小肠疾病，而其他常规检查方法不能明确者，或临床医师确定须行小肠镜检查者。

（2）原因不明的腹痛，经 X 线钡剂检查无阳性发现或疑有小肠病变者。

（3）原因不明的消化道出血，疑小肠病变者。

（4）疑小肠良、恶性肿瘤者。

（5）小肠吸收不良综合征。

（6）疑小肠淋巴管扩张症。

（7）疑小肠结核、克罗恩病。

【禁忌证】

（1）明确或可疑的小肠穿孔。

（2）急性肠梗阻、急性腹膜炎、急性胰腺炎、急性胆管感染等。

（3）腹腔广泛粘连。

（4）严重的心、肝、肾功能不全及呼吸困难者。

【操作前准备】

（1）检查前抽血查血常规、肝功能、血清四项、凝血四项、心电图等。如服用阿司匹林、NASID 类和抗血小板凝集药物者应与医师联系，视病情决定术前停药 7~10 天。

（2）告知患者及家属，单气囊小肠镜检查的原理及过程，并告知患者及家属单气囊小肠镜检查比一般胃肠镜检查耗时要长。

（3）单气囊小肠镜分经口上消化道小肠镜检查、经肛下消化道小肠镜检查或二者兼有。上消化道单气囊小肠镜检查前禁食 6~8 小时。检查当日晨禁食、禁水。已做钡剂检查者须待钡剂排空后（3~7 日）再行小肠镜检查。幽门梗阻患者应禁食 2~3 日。下消化道单气囊小肠镜检查需进行肠道准备。

（4）行小肠镜检查患者须有家属陪同。

（5）上消化道单气囊小肠镜检查需在气管插管全身麻醉下进行，麻醉师术前评估，签署麻醉同意书。下消化道单气囊小肠镜检查者更换肠镜裤。

（6）建立静脉通道，留置套管针。

（7）上消化道单气囊小肠镜检查前 15 分钟含服祛泡剂。

（8）患者骨隆突处垫海绵软垫，如髋部、膝部、足踝等，以预防压疮。

（9）评估小肠镜检查耗时，如耗时较长，>3 小时者应实施导尿术。

【操作中配合】

（1）行上消化道单气囊小肠镜检查患者取左侧卧位，头部略向前倾，可将枕头后边垫高，口角向下便于患者口水流出，下颌垫垫巾，左肩向后、右肩向前，双腿屈曲，身体保持前倾状态。取下活动义齿、眼镜，女性患者卸掉发夹、装饰物。松解领口和裤带，嘱患者轻轻咬住牙垫，并根据患者胖瘦调节牙垫松紧。

（2）行下消化道单气囊小肠镜检查患者取左侧卧位，双腿屈曲与身体呈 90°，臀下垫垫巾。身体躺稳，保持腹部放松。

（3）单气囊小肠镜检查由术者和助手双人配合操作，术者负责插镜和控制旋钮方向，助手负责托镜和插送外套管。也可类似双人结肠镜操作，即术者控制旋钮方向，而由助手负责插送内镜和外套管。

（4）上消化道单气囊小肠镜进镜方法类同于胃镜检查：直视下送镜进入胃和十二指肠。经过十二指肠球部和降段后至十二指肠水平段，助手推入外套管至内镜头端，并将外套管气囊充气，然后缓慢拉直内镜和外套管缩短肠管，消除胃内结袢。

（5）通过屈氏韧带后，助手拉直镜身后向深部插入。当内镜插入小肠深部后，术者通过弯曲内镜头端钩拉住肠管后将外套管气囊放气后，助手推进外套管然后再向气囊充气，然后将内镜头端取直，并同时回拉内镜和外套管以短缩肠管。重复以上操作，小肠得到短缩，内镜逐渐到达小肠深部。

（6）下消化道单气囊小肠镜进镜方法：待内镜进入乙状结肠后既可以采用同上消化道单气囊小肠镜进镜的方法，即助手拉直镜身后向深部结肠或回肠插入，当内镜插入结肠或回肠深部后，术者通过弯曲内镜头端钩拉住肠管后将外套管气囊放气后，助手推进外套管然后再向气囊充气。然后将内镜头端取直，并同时回拉内镜和外套管以短缩肠管，重复以上操作，结肠或回肠得到短缩，内镜逐渐到达结肠或回肠深部。

（7）小肠镜越过回盲瓣进入回肠经常会遇到一定的困难，助手应通过气囊充气、退拉内镜，取直镜身的方法协助术者进镜入回肠。反复尝试不进，助手可改变患者的体位或推压右下腹协助内镜进入回肠。

（8）退镜：当小肠镜达到小肠深部或发现病变并进行内镜下相应处理后助手应协助术者退镜并观察。助手缓慢退动内镜，当小肠前端镜头与外套管的头端将近重叠时，术者将弯曲内镜头端钩拉住肠管后将外套管气囊放气，助手缓慢退动外套管，当退动外套管至内镜顶部后，在往外套管气囊充气。接下来将内镜头端取直，缓慢退动内镜。重复以上操作，小肠得到完全展开，内镜逐渐退出小肠。

【操作中护理】

（1）如需气管插管，协助麻醉师行检查前气管插管。

（2）密切观察生命体征变化及输液情况。填写护理记录单。

（3）如检查耗时较长应及时给予翻身，注意查看皮肤有无压红现象，严防压疮。

（4）注意保暖，特别是麻醉状态下患者。

（5）观察导尿情况。定时记录尿量。

（6）观察并记录输液情况，遵医嘱给予补充琥珀酰明胶注射液等胶体。

（7）检查后送至恢复室，严密监测生命体征，给予患者持续低流量吸氧，保持呼吸道通畅，全麻患者去枕平卧，头偏向一侧，做好气道护理，防止呕吐物误吸入气管引起窒息。

（8）如发现患者出现呼吸、循环障碍等情况，如低氧血症、低血压、心律失常等，或存在醒觉恢复延缓，应请麻醉医师及术者及时查看、处置。

（9）气管插管全麻患者待患者意识恢复、生命体征平稳，方可撤去监护仪器。护士送患者回病房。与病房护士交接班。全麻插管患者需有麻醉师陪同。

【注意事项】

（1）气管插管全麻下小肠镜检查患者，术后禁食、水8小时，8小时后可饮水进食，但24小时内应以温凉的稀饭、面条等柔软食品为宜，忌生、冷、硬和有刺激性的食物；禁吸烟、饮酒、饮浓茶和咖啡等。若有剧烈腹痛、呕血、黑便，及时处理。

（2）术后会有短暂的咽喉部疼痛及异物感，告知患者勿用力咳嗽，数日症状可缓解。

（3）操作过程中随时润滑内镜，以减少镜身与外套管的摩擦力。

（4）因小肠镜镜身较长，套上外套管后内镜变硬，助手在推拉内镜时动作一定要轻柔，切勿粗暴，以免并发出血穿孔等。

第五节　十二指肠引流术

十二指肠引流术（DD）是经十二指肠引流管将十二指肠液及胆汁引出体外的检查方法。该方法可协助诊断肝、胆、胰系统疾病，并可判断胆系运动功能。

【适应证】

（1）疑有胆管感染、结石、肿瘤和梗阻者。

（2）疑有肝胆寄生虫病者，如胆管蛔虫、华支睾吸虫（肝吸虫）等。

（3）疑有胰腺病变者。

【禁忌证】

(1) 食管狭窄、食管肿瘤及重度食管静脉曲张者。

(2) 严重高血压、心力衰竭、主动脉瘤及晚期妊娠者。

(3) 胆囊炎、胰腺炎的急性期。

(4) 溃疡病出血止血<2周者（为相对禁忌证）。

【操作前准备】

(1) 向患者解释检查的目的、方法、操作中可能会产生的恶心、呕吐等不适，以取得患者合作。

(2) 检查前禁饮食12小时，检查晨空腹。

(3) 准备无菌十二指肠引流包、标本瓶、无菌手套等所需检查物品。

【操作中护理】

(1) 患者用3%过氧化氢溶液或朵贝液漱口，胸前铺橡胶单、治疗巾。

(2) 检查十二指肠引流管是否通畅、完好，标记是否清楚。

(3) 用液状石蜡润滑引流管前端，左手以无菌纱布托引流管，右手将管从患者口腔缓缓插入50~55cm，到达胃内。当证实引流管确在胃腔后，抽出全部胃内容物，继之注入温生理盐水50ml，使弯曲的引流管伸直。

(4) 嘱患者放松，取右侧卧位，并用软枕垫高臀部，每隔1~2分钟将引流管向下送入约1cm。经30~60分钟后可达十二指肠内。送管速度不可过快，避免管端在胃内迂回。

(5) 当引流管第二标记线（55cm）到达门齿后，继续下送时要经常抽取少量液体，根据抽出液的性质判断胃管末端位置。如抽出液呈现淡黄色、较清澈、黏稠，经酚红试纸测试呈红色时，表示胃管末端已进入十二指肠内。若抽出液呈黄色则引流管仍盘于胃内，可向外拔出少许后再如前法缓慢送入。如因幽门括约肌痉挛致使引流管不能通过，可予以阿托品0.5mg皮下注射，或在X线下观察金属管头的位置，在透视下自腹外推压金属头使其进入十二指肠。

（6）确认引流管进入十二指肠后（约 75cm），即用胶布将引流管固定于面部，管外末端置于床面水平以下，液体自然流出，此系十二指肠液。留取十二指肠液 10ml，并标志为"D 管"。继续引流到十二指肠液流尽为止，以免残存的胰酶分解、破坏以后采集的胆汁内容物。

（7）十二指肠液引流完毕，将 50ml 预温的 33% 硫酸镁溶液自引流管中缓慢注入，致使胆管口括约肌松弛。用血管钳夹闭引流管外口，5~10 分钟后松开血管钳，液体可自行缓慢流出。将硫酸镁溶液弃去，开始流出金黄色液体来自胆总管，留取标本 10ml 标记为"A 管"；继之流出来自胆囊的较黏稠的棕黄、棕褐色液体 30~75ml，留取标本并标记为"B 管"；最后流出来自肝内胆管的稀薄、淡黄色的胆汁，留取标本标记为"C 管"。将 3 瓶标本及时送检。

（8）需做细菌培养时，分别准备标有 D、A、B、C 的无菌培养瓶 4 个，以无菌操作方法留取 D、A、B、C 胆汁各 1ml 及时送检。

（9）当为肿瘤患者需进行脱落细胞检查时，应冷却标本，然后送检。

（10）注入硫酸镁后无胆汁流出时，可再注入 50ml。若仍无胆汁流出，提示胆管痉挛或梗阻。如引流管在 3 小时仍不能进入十二指肠，应停做、改期再做此检查。

【操作后护理】

（1）拔管后，协助患者漱口、洗脸。有不适者应暂禁食，待不适缓解后再进食。

（2）观察患者有无呕血及黑便等消化道出血现象，有出血应积极配合医生进行相应处理。

第六节　食管-胃底静脉曲张内镜下止血术

食管胃底静脉曲张内镜下止血术主要包括内镜食管静脉曲张硬化剂治疗（EVS）、内镜食管静脉套扎术（EVL）。内镜食管静脉曲张硬化剂治疗主要目的是控制急性出血和预防再出血，内镜食管静脉套扎术则主要适合于中度和重度静脉曲张的患者，与硬化剂治疗联合应用时可以提高疗效。

【适应证】

（1）食管静脉曲张、胃底静脉曲张破裂出血，药物止血无效者。

（2）既往曾接受断流术、分流术、脾切除术后再出血者。

（3）经三腔二囊管压迫止血、血管加压素或生长抑素暂时止血后数小时的患者。

（4）重度食管静脉曲张，有出血史、全身状况差，不能耐受外科手术者。

（5）拟行外科手术治疗者，术前行 EVS。

（6）预防食管静脉曲张破裂出血者的择期治疗。

【禁忌证】

（1）心、脑、肺、肾严重功能不全者。

（2）严重出血、出血性休克未纠正者。

（3）全身情况极差、不能耐受和配合治疗者。

【操作前准备】

（1）评估患者全身情况和生命体征。失血性休克、肝性脑病者需纠正后才能施行内镜下止血术。

（2）术前向患者解释止血的目的及必要性、方法、注意事项，解除其顾虑，以取得配合。

（3）术前需常规禁食 8 小时。

（4）术前需常规检查血常规及出凝血时间。根据患者个体情况，适当准备足量的新鲜血备用。

（5）建立静脉通道（宜选用静脉留置针）。第 1 次做硬化剂注射或曲张静脉套扎术者可在术前、术中静脉滴注降低门脉压药物（如生长抑素等），以后酌情应用。

（6）术前半小时遵医嘱酌情给予镇静剂及解痉剂，如地西泮、丁溴东莨菪碱等药物。其余与胃镜检查的准备相同。

【操作中护理】

（1）内镜食管静脉曲张硬化剂治疗（EVS）：其主要作用包括增厚

静脉管壁；静脉内血栓形成；静脉周围黏膜凝固坏死形成纤维化以增强静脉的覆盖层，从而防止静脉曲张破裂出血。硬化剂的治疗方法及配合：

1）患者的体位、内镜插入方法等同胃镜检查。

2）用2%利多卡因咽部喷雾局麻后，插入内镜抵达十二指肠球部。在胃镜顺序退出的同时，观察并记录出血病变部位、静脉曲张的程度及范围。

3）常用的硬化剂有0.5%～1.0%乙氧硬化醇、5%鱼肝油酸钠、95%酒精。协助操作医生将准备好的硬化剂自活检孔道送入注射针，在食管、胃底静脉外选择穿刺点，先远端后近端，不应在同一平面上注射，以防止术后狭窄。然后伸出针尖穿刺静脉，可采取静脉内外结合注入硬化剂。注入剂量为静脉外每点1ml、静脉内每点3～6ml，总剂量不超过20～30ml，一般共选择4～5个注射点。注射结束后拔出针头再观察数分钟，穿刺点有出血者应立即喷洒肾上腺素或凝血酶，或者压迫注射点。

4）注射点的压迫方法有套管压迫法、气囊压迫法和镜身压迫法。注射点压迫的目的包括：①注射前期压迫曲张静脉的近侧端，致使血管充盈，以易于穿刺；②注射后压迫致使血流缓慢，利于硬化剂与血管壁有较长时间接触，避免快速消散于血流；③对注射后针孔予以压迫，可以起到止血作用。

5）术中应密切观察患者的脉搏、血压，有异常及时通知医师积极给予相应处理。

（2）内镜食管静脉套扎术（EVL）：是在内镜下用食管静脉曲张套扎器把安装在内镜头端的橡皮圈套扎在被吸入的曲张静脉上，以形成息肉状，数天后自行脱落。EVL不影响食管壁肌层，不会导致食管腔狭窄。内镜食管静脉套扎的方法及配合如下：

1）患者体位及插镜方法同胃镜检查。

2）协助操作医生将安装好套扎器的胃镜送入食管确定套扎的部位。套扎器的组成包括：①外罩、接于内镜末端；②内环、系可滑入外罩的小圆圈，其内有一缺口用于连接操作钢丝；③装线圆锥、与内环连接；④操作钢丝。

3）在直视下使内环全周与套扎部位接触后行负压吸引，将曲张静脉吸入内环所形成的腔内。此时视野成红色，随即拉操作钢丝，"O"形橡皮圈则从内环脱落自然固定在病变的基底部，将病变套扎，然后退镜，即完成 1 次套扎。用多发连续结扎器（有 5 环、6 环）1 次插入可连续套扎多个点。套扎顺序从贲门与食管交界处开始，依次向近侧结扎，一般在距切齿 30cm 范围内多次套扎。每次套扎数目根据静脉曲张数量及严重程度而定。

4）术中严密观察脉搏、血压变化，注意患者有无恶心、呕吐及呕吐物的性质、量，以防大出血。

5）套扎治疗可反复多次进行，一般需间隔 2 周以利于病灶的修复。

【操作后护理】

（1）术后需禁食 24 小时，且遵医嘱静脉补液。以后进流质饮食 2 天。

（2）遵医嘱给予抗生素 2~3 天，连续服用氢氧化铝凝胶 3 天。

（3）术后密切观察病情，定时监测脉搏、血压，观察有无呕血、便血，注意有无并发症发生，并积极给予相应处理。食管-胃底静脉曲张内镜下止血术常见并发症包括：

1）迟发性出血：套扎治疗 7 天左右，因形成局部溃疡可发生大出血。

2）溃疡：EVS、EVL 均可发生溃疡，一般无症状、可自愈。EVS 发生的溃疡与硬化剂的刺激、注射硬化剂的次数、硬化剂黏膜下泄漏程度有关，行 EVL 治疗者可在套扎部位发生浅表溃疡，治疗后应遵医嘱常规予以制酸剂及黏膜保护剂。

3）穿孔：穿孔的发生与内镜突破或穿刺针穿透食管、硬化剂反应性组织坏死有关。小穿孔常可自愈，但大穿孔发生病死率极高。

4）狭窄：狭窄的发生率约为 3%，可能与硬化剂剂型、浓度及注射方法有关。

5）其他并发症：如咽下困难、胸骨后疼痛、低热等，一般在术后 2~3 天内症状消失；肺部并发症有胸腔积液；偶见食管旁脓肿、菌血症、纵隔炎等；亦可偶见异位栓塞，如脑栓塞、肺栓塞等。

第七节　内镜逆行胰胆管造影术

经内镜下逆行性胰胆管造影术（ERCP）是利用十二指肠镜，通过十二指肠乳头逆行将造影导管插入胰管、胆总管，注入造影剂进行胰腺、胆管系统疾病诊断的一种方法。逆行胰胆管造影为胆胰提供了一个新的可靠的诊断方法。借助 ERCP 可进行多种疾病的治疗。

【适应证】

（1）不明原因的上腹部疼痛，胆囊切除术后反复发作的右上腹痛的病因诊断。

（2）疑胰腺病变，如胰腺癌、胰胆管先天性畸形和病因不明的复发性胰腺炎。

（3）持续或反复发作性黄疸，胆管术后黄疸的诊断与治疗。

（4）内镜下进行胆管、胰管、Oddi 括约肌压力测定引流等。

【禁忌证】

（1）对碘剂过敏，无法进行造影检查者。

（2）急性胆管感染，急性胰腺炎（结石嵌顿所致急性胰腺炎不属检查禁忌）或慢性胰腺炎急性发作者。

（3）有严重心、肾、肺功能不全，全身情况差不能耐受内镜检查者。

（4）食管、幽门、十二指肠狭窄或梗阻无法插镜者。

（5）精神异常或者极不合作者。

（6）有胃镜检查禁忌者。

【操作前准备】

（1）仔细询问病史，评估患者是否有 ERCP 危险性和禁忌证。

（2）术前向患者详细介绍检查的目的、意义和方法，介绍操作过程中可能出现的不适，解除患者顾虑、使其主动配合。

（3）造影前 1 天检查患者血常规及淀粉酶，并做碘过敏试验。

（4）患者在术前应至少禁食、禁饮 8 小时。

（5）术前 30 分钟肌内注射阿托品 0.5mg、地西泮 10mg。

（6）术前必须严格按有关规定消毒器械，尤其是造影导管、内镜活检管道等。

【操作中护理】

插入内镜（插入方法同胃镜）后，应先对食管、胃及十二指肠做全面的检查，当内镜到达十二指肠降段时，将内镜拉直（拉直后的内镜在门齿的刻度约60cm）以利调整镜头与乳头的位置，患者的反应也少。确定乳头开口后，不要急于插管，首先应将乳头位置调整到视野中央，且使胆总管口侧隆起的行走方向与造影导管活动的轨迹一致。如肠蠕动过快影响插管可静脉注射山莨菪碱，以稳定肠管，便于插管。术前先将导管充满造影剂，然后关闭导管末端的三通接头，防止气泡注入胰胆管内形成假结石影。推注造影剂时力量要均匀，切勿推注过快或用力过猛。当X线荧屏上看到胰胆管显影清楚时，即停止注射，以防压力过高，使患者产生剧烈腹痛，甚至造成胰胆管破裂。术中应注意观察患者面色、脉搏、呼吸和血压，造影时密切观察病情变化，如发现过敏现象立即报告医生及协助抢救，以免发生意外。

【操作后护理】

（1）注意观察有无腹痛、发热等临床症状。ERCP 最常见的并发症是急性胆管炎和急性胰腺炎，其发生率为 2.2%~4%，病死率为0.13%~0.62%。患者可在逆行胰胆管造影术后数小时至数天内出现剧烈上腹部疼痛、寒战及高热，严重时可发生中毒性休克。应注意观察患者体温、脉搏、呼吸、血压、腹部症状、排便情况，如出现腹部疼痛应及时报告医生，警惕消化道穿孔的可能。并注意观察有无过敏反应。术后4小时及次日晨空腹查血、尿淀粉酶。如有胰腺炎征象，应按急性胰腺炎处理。

（2）若无临床症状、血尿淀粉酶正常，可于第2天进低脂半流质饮食，否则需继续禁食。但急性胰腺炎患者术后开始进食时间需根据具体病情而定。

（3）术后遵医嘱常规应用广谱抗生素 3~7 天，预防胆管感染。

（4）加强饮食指导，嘱患者出院后一段时间以清淡饮食为宜，避免高脂肪、高蛋白质饮食。忌烟酒，注意劳逸结合。

第八节 腹膜腔穿刺术

腹膜腔穿刺术是借助穿刺针直接从腹前壁刺入腹膜腔的一项诊疗技

术，常用于检查腹腔积液的性质，协助确定病因或行腹腔内给药。当有大量腹腔积液导致呼吸困难或腹部胀痛时可穿刺放液，以减轻症状。

【目的】

（1）协助治疗：主要用于大量腹腔积液有明显压迫症状者，可通过穿刺放液减轻压迫症状，或进行腹腔内注射药物。

（2）明确诊断：诊断性穿刺主要用于腹腔积液量少和（或）腹腔积液病因不明者。可检查腹腔积液的性质，协助确定病因。

【禁忌证】

（1）有肝性脑病征兆。

（2）结核性腹膜炎粘连包块。

（3）包虫病及卵巢囊肿。

【操作前准备】

向患者说明穿刺的目的及注意事项，测量体重、腹围、生命体征；做普鲁卡因皮试，准备腹腔穿刺包及消毒用物。穿刺开始前，协助患者排空膀胱，以免穿刺时误伤。

向患者说明穿刺的目的及注意事项，测量体重、腹围、生命体征；做普鲁卡因皮试，准备腹腔穿刺包及消毒用物。穿刺开始前，协助患者排空膀胱，以免穿刺时误伤。

（1）体位：患者一般坐靠背椅上，体弱者可取半卧位或侧卧位，暴露腹部。

（2）选择合适的穿刺点：①左髂前上棘与脐连线的中、外 1/3 相交处；②取脐与耻骨联合连线的中点上方 1cm 稍偏左或偏右 1~1.5cm 处进针。

（3）少量积液，尤其是包裹性积液时，须在 B 超指导下定位穿刺。

【操作中护理】

（1）穿刺部位常规消毒，戴无菌手套，盖消毒洞巾，用 2% 利多卡因局部麻醉。

（2）术者左手固定穿刺部位皮肤，右手持针经麻醉处垂直刺入腹壁，待针头抵抗感突然消失时，表示针尖已进入腹腔，即可按要求抽取腹腔积液。

（3）在穿刺过程中应密切注意生命体征，观察有无不适反应，如出现头晕、恶心、心悸、面色苍白、脉搏细数、血压下降等情况，应立即停止放液，并做相应处理；较大量放液时速度不可过快，液量不宜过多；一般诊断性穿刺抽取 50～100ml 即可，大量腹腔积液一次放液量一般<3000ml，避免过多放液诱发肝性脑病和电解质紊乱。

【操作后护理】

（1）术毕用无菌敷料覆盖穿刺部位并加压包扎，大量腹腔积液者放液后可使用多头腹带自上而下逐渐缚紧腹部，以免腹压骤降；如穿刺部位溢液可用明胶海绵处置；记录抽出的腹腔积液量、性质和颜色，留取的标本应按要求及时送检。

（2）术后嘱患者平卧休息 8～12 小时，测量腹围、脉搏、血压，检查腹部体征，继续观察患者有无其他不良反应，如穿刺点有无渗液，患者的性格、行为及意识状态有无改变，警惕诱发肝性脑病。

（3）及时更换敷料，防止伤口感染。

第九节　内镜下消化道息肉切除术

内镜下消化道息肉切除术目前已被广泛应用，成为消化道息肉切除的首选方法。理想的息肉切除术应能达到完整、快速地切除息肉和彻底止血的目的。对于直径<2.5cm 的息肉，通过内镜下利用高频电流产生的高热而被烧灼予以切除。该方法操作简便，患者痛苦小。

【适应证】

（1）消化道单发或多发性息肉，息肉直径<2.5cm，以有亚蒂或有蒂（即山田Ⅱ、Ⅲ、Ⅳ型）为宜。

（2）活检病理检查排除恶变者。

【禁忌证】

（1）内镜检查的禁忌证。

（2）有出血倾向的患者。

（3）息肉>2.5cm 或无蒂或蒂直径>1.0cm。

（4）有癌变者。

（5）有严重高血压或心脏病患者。

【操作前准备】

（1）用物准备

1）内镜用高频电发生器。

2）内镜：内镜需有绝缘装置，常选用前视型，有时亦采用双通道内镜。

3）电圈套器：应有足够的展开面积及弹性。最好备2只，以便操作中如遇损坏及时更换。

4）抓取钳：可准备三爪钳、鼠齿钳、篮形取出器及网兜型取出器，以取出切下之息肉。

（2）患者准备

1）术前检查出、凝血时间，血小板计数，如遇肝病患者须查凝血酶原时间。

2）常规进行血型交叉试验、备血。

3）术前 15~50 分钟肌注地西泮及抑制胃肠蠕动的药品，如山莨菪碱等。

4）其他准备同普通内镜检查。

【操作前护理】

（1）向患者介绍此种方法的治疗意义，即不用剖腹手术，痛苦小，定位准确，疗效好。同时给予患者耐心的疏导，帮助患者消除恐惧、紧张心理，以良好的情绪接受治疗。

（2）下消化道手术前要排尽肠内容物。做好口腔护理。胃息肉患者术前保持口腔清洁是减少术后感染的有力措施。

（3）术前晚 20：00 至当日检查前，禁食、禁水、禁服药及禁烟。

【操作中护理】

（1）保持患者左侧卧位，上消化道手术的患者要固定好口垫，嘱患者放松。内镜插入时嘱其做吞咽动作，使内镜顺利地通过会厌部。

（2）下消化道手术的患者，助手协助插镜时动作要轻柔，不能用暴力，循腔渐进，避免擦伤肠黏膜。

（3）术中随时注意观察患者生命体征及手术进展情况。嘱患者不紧张，尽量放松，协助患者转动医师要求的体位，使息肉充分暴露。动作轻巧准确。操作必须严格按先凝后切的原则。协助医师将电极对准小的隆起性息肉顶部直接点灼，电灼的深度一般不超过黏膜平面，否则会造成术后溃疡、穿孔、延长愈合时间，甚至大出血。对于带蒂息肉采用一次性高频电切术，协助医师将息肉插入电切圈套，套住息肉蒂部约距黏膜平面 0.1cm，然后缓缓收圈，先电凝，后电切。此过程反复进行，直至将息肉切除。注意使用凝固电流时间不要过短，使用切割电流时收缩圈套的拉力不要过大，避免息肉中央组织血液在未被凝固的情况下被圈套切断，在息肉切除过程中，术者与助手的默契配合是手术成功的关键。

（4）注意安全，电极板必须按规定固定在患者腿上，防止电灼伤。

【操作后护理】

（1）术后禁食 6~8 小时，卧床休息 6 小时，如无异常，可进流质或半流质。

（2）应给予动脉硬化、高血压患者降压药，防术后出血。

（3）较大息肉、无蒂息肉或凝固范围较大者，2 周内避免过重体力劳动。

（4）保持排便通畅。控制饮食量，防止便秘增加腹压，使焦痂过早脱落而出血。必要时使用缓泻药。

（5）并发症观察：电凝电切息肉的局部易并发穿孔、出血、黏膜灼伤、气体爆炸伤等，以出血最常见。因此，术后要常规监测患者的生命体征，卧床休息1~2天，观察有无血便、腹胀、腹痛及腹膜刺激征等情况。避免增加腹压的各种活动。创面在1~3周内愈合。

第十节　食管支架置入术

食管支架置入术是治疗食管自身及周围肿瘤所致狭窄的新方法，能迅速有效缓解吞咽困难，封闭瘘口，减轻痛苦，改善患者生活质量，已成为综合治疗的重要手段之一。

食管支架置入术可扩张治疗由多种疾病引起的食管、贲门和吻合口狭窄患者及食管气管瘘堵瘘，使其可经口正常进食。

【适应证】

（1）晚期食管癌、贲门癌狭窄无法进行手术治疗者。

（2）化学性损伤或其他创伤造成的食管狭窄。

（3）食管瘢痕性狭窄、放疗后狭窄。

（4）食管癌术后吻合口狭窄。

（5）食管癌术后复发。

（6）食管气管瘘、食管纵隔瘘。

（7）外伤性食管瘘不能立即行手术修补者，作为一种过渡性治疗。

（8）食管外压性狭窄。

（9）贲门失弛缓症等。

【禁忌证】

（1）凝血机制障碍未能纠正者。

（2）严重心、肺衰竭。

（3）严重恶病质状态。

（4）重度食管-胃底静脉曲张支架置入手术有引起出血可能。

【操作前护理】

（1）心理指导：患者长期受疾病折磨，多数患者对治疗失去信心，悲观失望，再加上食管支架是近年来开展的新技术，患者对其缺乏了解，易产生紧张、恐惧、疑虑的心理，护理人员应充分了解患者的心理，进行健康教育，主动与患者沟通，向患者及家属讲明该技术的先进性及优越性，介绍手术的方法、术前准备、术后准备、术后注意事项等。同时介绍成功病例，为患者树立目标，增强信心，及时解答患者提出的疑问，消除紧张、恐惧的心理。

（2）术前准备

1）加强患者消化道护理，必要时营养支持，保证充足的休息和睡眠。

2）做好胸部 X 线片、心电图、胃镜检查；血尿常规、肝肾功能、出凝血时间等化验，以了解患者有无手术禁忌证。

3）患者禁食 12 小时，禁水 2 小时。

4）术前 10 分钟常规含服胃镜胶 8ml，食瘘者口含后吐出。

5）对精神过度紧张者肌内注射地西泮 5mg，必要时给予阿托品 0.5mg 肌内注射。

【操作中护理】

患者取左侧卧位，头后仰，置弯盘于口角，松开衣领及腰带，在食管支架置入操作过程中，应注意观察患者病情变化，并通过身体姿势、表情、目光接触以及对患者触摸等非语言沟通进行交流，让患者在情感上得到支持与鼓励，使其身心放松，主动配合，有利于顺利完成手术。

【操作后护理】

（1）病情观察：严密观察患者生命体征的变化，观察患者是否有恶心、呕吐、口腔唾液及粪便的颜色，了解有无食管内出血或支架脱落的现象，应及时报告医师处理，做好护理记录。术后当日遵医嘱给予抗生素，预防感染，必要时遵医嘱给予镇痛药镇痛。

（2）饮食指导：指导患者术后禁食水 2 小时，若无不适，2 小时后进食少量流质，术后 3 天内以流质饮食为主，以后逐渐过渡到半流质、软食、普食。嘱患者不进食干、硬、大块及粗纤维的食物，进食时要细嚼慢咽，餐后多饮水，防止阻塞食管支架。忌过热、酸冷食物，防止食管支架热胀冷缩，造成支架变行移位或脱落。为防止胃内容物反流，嘱患者进食后要保持适当时间的直立体位。

（3）并发症胸骨后疼痛的观察及护理：胸骨后痛是食管扩张所致组织损伤、置入支架膨胀牵拉组织所致。能减轻疼痛的措施：

1）解除患者的焦虑，转移注意力和娱乐方法，帮助克服恐惧的心理。

2）帮助患者取舒适的体位，适当的支持、制动，及时评估，应用放松技术等。

3）必要时遵医嘱给予镇痛剂。

（4）并发症出血的观察及护理：支架置入过程中，狭窄段可有不同程度食管黏膜或肿瘤撕裂致出血。术后应严密观察呕吐物和粪便的性状及生命体征的变化，及早发现出血征象。少量出血，一般3~5天可自行愈合；出血量较多者，嘱患者禁食并立即报告医生，遵医嘱给予止血处理。

（5）并发症支架滑落或移位的观察及护理：术后注意观察患者的进食情况，若近期内患者再度突然出现进食困难，应警惕内支架滑脱，及时报告医生处理。

（6）并发症食管穿孔的观察及护理：狭窄患者若扩张过度可致食管穿孔，形成食管瘘。由于目前多使用带膜支架，即使有穿孔，内支架置入后也有治疗作用。

参 考 文 献

［1］于康. 实用临床营养手册［M］. 北京：科学出版社，2010.

［2］刘德明. 消化疾病症状鉴别诊断学［M］. 北京：科学出版社，2009.

［3］陈灏珠，林果为. 实用内科学［M］. 第13版. 北京：人民卫生出版社，2009.

［4］蔡文智，智发朝. 消化内镜护理及技术［M］. 北京：科学出版社，2009.

［5］陆再英，钟南山. 内科学［M］. 第7版. 北京：人民卫生出版社，2008.

［6］潘国宗，曹世植. 现代胃肠病学［M］. 北京：科学出版社，2004.

［7］姚景鹏. 内科护理学［M］. 北京：北京医科大学出版社，2002.

［8］郑芝田. 胃肠病学［M］. 第3版. 北京：人民卫生出版社，2006.

［9］沈志祥. 消化系统病诊断与治疗学［M］. 北京：科技文献出版社，2004.

［10］葛均波，徐永健. 内科学［M］. 第8版. 北京：人民卫生出版社，2013.

［11］罗灿辉. 病人标准护理计划（内科分册）［M］. 长沙：湖南科学技术出版社，2002.